常见病预防训练掌中宝

U0236698

关 节 炎

主　编　王格红　郭玉兰

副主编　郭庆忠

编　者（以姓氏笔画为序）：

于　涛　马文颖　白雅君　刘丽红

李　东　罗　君　罗　铖　金晓燕

夏　欣　郭　斌　唐彤丹

中国协和医科大学出版社

图书在版编目（CIP）数据

关节炎／王格红，郭玉兰主编. —北京：中国协和医科大学出版社，2015.4
（常见病预防训练掌中宝）
ISBN 978-7-5679-0162-9

Ⅰ．①关…　Ⅱ．①王… ②郭…　Ⅲ．①关节炎-预防（卫生）　Ⅳ．①R684.3

中国版本图书馆 CIP 数据核字（2014）第 206631 号

常见病预防训练掌中宝
关节炎

主　　编：王格红　郭玉兰
责任编辑：吴桂梅

出版发行：中国协和医科大学出版社
　　　　　（北京东单三条九号　邮编100730　电话65260378）
网　　址：www. pumcp. com
经　　销：新华书店总店北京发行所
印　　刷：北京佳艺恒彩印刷有限公司

开　　本：710×1000　1/16 开
印　　张：11.5
字　　数：165 千字
版　　次：2015 年 6 月第 1 版　　2015 年 6 月第 1 次印刷
印　　数：1—4000
定　　价：23.00 元

ISBN 978-7-5679-0162-9

前　言

随着年龄的增长，人的关节软骨都会发生退行性改变，即老化。大部分人到30岁以后关节软骨的退变会加速。有的人喜欢运动，生活规律，知道如何保养关节，这样的人关节就不容易退变，得关节病的机会就会减少。相反，有的人生活方式不科学，有时候突然剧烈运动，有时候却懒于活动，经常一坐就是大半天，也不注意关节保养，不知道如何养护关节，这样的人关节软骨退变就会加快，得关节病的概率就会明显增加。

现在，越来越多的人习惯于根据自己平时获得的健康知识，来选择一些相关的方法进行防治关节疾病。但是，目前还没有一种专门针对关节专业养护的方法，而本书就是根据这种需求而编写的。

本书通过读者自测的形式与读者互动，从专业角度阐述关节炎及其相关知识。上篇为"关节炎知识自测"，"自测题"可以使读者准确、快速地掌握关节炎的相关知识，"对"就是"对"、"错"就是"错"，避免受到模棱两可的知识干扰。由于每道自测题目都简洁明了，节约了读者大量的阅读时间；避免了长时间阅读的乏味，增加了可读性。"重点提示"是针对"自测题"做出的简要说明，可方便读者更好地理解疾病相关知识。下篇"预防训练"部分针对每个训练动作都有文字介绍及配图，读者按照配图练习就可以，训练方法操作简便，实用性非常强。只要能够长期坚持训练，就会有意想不到的收获。

本书适用于关注自身健康的人群，可作为关节炎患者家庭治疗和自我调养康复的常备用书，也可供基层医护人员参考。

由于编写时间有限，难免有错漏之处，敬请广大读者谅解并提出宝贵的意见。

王格红　郭玉兰
2015 年 3 月

目　录

上　篇

关节炎知识自测

一、关节炎基本知识

最常见的关节炎是骨性关节炎和风湿性关节炎，其次是类风湿关节炎和痛风性关节炎。

	是	否
1. 人体各部位的关节形状相同，而且活动范围大小也一样。	☐	☐
2. 纤维性关节仅有部分动作功能。	☐	☐
3. 软骨关节无活动功能。	☐	☐
4. 滑膜关节有较大的活动范围。	☐	☐
5. 滑膜关节没有软骨板，或仅残留有关节盘，用以填补不规则的关节面和控制滑液的流动。	☐	☐
6. 纤维性关节包括四肢关节及人体中的大多数关节。	☐	☐
7. 软骨关节是关节炎的好发部位。	☐	☐
8. 年轻、男性、体瘦、经常锻炼者，其关节的活动范围较大。	☐	☐
9. 上肢的肘关节，能做屈和伸、内收和外展2组动作。	☐	☐
10. 腕关节只能做内收和外展1组动作。	☐	☐
11. 肩关节能做屈和伸、内收和外展、内旋和外旋3组动作。	☐	☐
12. 构成关节的软骨、关节囊的滑膜层、关节腔和腔内的滑液都有利于关节活动。	☐	☐
13. 关节囊的纤维层、关节内外的韧带、关节周围的肌肉，都有利于增强关节的稳定性。	☐	☐
14. 上肢关节的活动性大而稳定性小。	☐	☐
15. 肥胖者特别易患膝关节骨性关节炎。	☐	☐
16. 骨折者如复位不好，关节面对合不佳，很容易引起骨性关节炎。	☐	☐
17. 风湿性关节炎是一种常见的以关节组织慢性炎症性病变为主要表现的全身性疾病。	☐	☐

答案：

1. 否　2. 否　3. 否　4. 是　5. 否　6. 否　7. 否　8. 否　9. 否
10. 否　11. 是　12. 是　13. 是　14. 是　15. 是　16. 是　17. 否

重点提示：

◆ 由于人体各部位关节所承担的任务不同，因此关节形状也不尽相同，活动范围大小也不一样。

◆ 根据两骨间连接组织的不同，关节一般分为3种：①纤维性关节，又叫不动关节。两骨之间由致密纤维结缔组织相连，无活动功能；②软骨关节，又称微动关节。关节之间以软骨组织相连，这类关节仅可做部分动作；③滑膜关节，又叫可动关节。这类关节可有关节盘，或仅残留有软骨板，用以填补不规则的关节面和控制滑液的流动；有明显的关节腔，腔壁有滑膜，滑液为关节的润滑剂。这类关节有较大的活动范围，包括四肢关节及人体中的大多数关节。滑膜关节是关节炎的好发部位。

◆ 人们的一举一动都离不开关节，关节的主要功能是运动，它的运动形式是多种多样的，各关节的运动范围也存在着很大的差异。每个关节的正常活动范围常受年龄、性别、胖瘦和锻炼情况的影响。一般的规律是：年轻、女性、体瘦、经常锻炼者的关节活动范围较大；年老、男性、肥胖、不常锻炼者的关节活动范围较小。

◆ 关节的运动形式基本上分3组：屈和伸、内收（关节靠近身体中线）和外展（关节离开身体中线）、内旋和外旋。如上肢的肘关节，能做屈和伸1组动作，腕关节能做屈和伸、内收和外展2组动作；肩关节能做屈和伸、内收和外展、内旋和外旋3组动作。

◆ 关节要运动，也需要稳定，这一矛盾通过关节特殊的结构而达到完美的统一。构成关节的软骨、关节囊的滑膜层、关节腔和腔内的滑液都有利于关节活动；关节囊的纤维层、关节内外的韧带、关节周围的肌肉，则有利于增强关节的稳定性。

◆ 风湿性关节炎是一种与溶血性链球菌感染有关的变态反应性疾病。类风湿关节炎是一种常见的以关节组织慢性炎症性病变为主要表现的全身性疾病。

	是	否
18. 类风湿关节炎是一种与溶血性链球菌感染有关的变态反应性疾病。	☐	☐
19. 从病理改变的角度来看，类风湿关节炎是一种主要累及浆膜、心、肺、眼等结缔组织和器官的广泛性炎症性疾病。	☐	☐
20. 类风湿关节炎患者，只有关节会发生炎症病变。	☐	☐
21. 根据风湿性关节炎关节肿大、变形等特点，中医又称其为"历节病"。	☐	☐
22. 幼年类风湿关节炎是一种病因不明的以慢性滑膜炎为主要特征，并伴有全身多系统损害的发生于儿童的全身结缔组织病。	☐	☐
23. 幼年类风湿关节炎可发生于儿童期的任何年龄。	☐	☐
24. 幼年类风湿关节炎性别间的发病率差异与临床类型无关。	☐	☐
25. 银屑病关节炎是一种炎症性关节炎。	☐	☐
26. 银屑病关节炎临床特点是主要累及大关节，且关节受累对称，实验室检查类风湿因子通常为阳性，病程短，女性多于男性。	☐	☐
27. 银屑病关节炎与 HLA-B15 相关。	☐	☐
28. 银屑病与免疫功能异常有一定的关系，患者的血清中免疫复合物含量可降低。	☐	☐
29. 银屑病与脂肪代谢或糖代谢障碍有关，与酶的功能障碍也有关。	☐	☐
30. 细菌抗原与银屑病关节炎的发病相关。	☐	☐
31. 心得宁可诱发或使银屑病关节炎加重。	☐	☐
32. 银屑病关节炎与类风湿关节炎的病理改变均是炎症性滑膜炎。	☐	☐
33. 系统性红斑狼疮是一种病因明确的慢性炎症性疾病，只侵犯单个器官。	☐	☐
34. 系统性红斑狼疮好发于老年女性，男女发病率之比为1：9，患者年龄以 50~60 岁最多。	☐	☐
35. 系统性红斑狼疮是以各种免疫反应异常为特征的疾病。		

答案：

18. 否　19. 否　20. 否　21. 否　22. 是　23. 是　24. 否　25. 是　26. 否
27. 否　28. 否　29. 是　30. 是　31. 是　32. 否　33. 否　34. 否　35. 是

重点提示：

◆ 从病理改变的角度来看，类风湿关节炎是一种主要累及关节滑膜（以后可波及关节软骨、骨组织、关节韧带和肌腱），其次累及浆膜、心、肺、眼等结缔组织和器官的广泛性炎症性疾病。

◆ 类风湿关节炎患者并非只是关节发生了炎症病变，而是发生了全身性的广泛性炎症病变。

◆ 类风湿关节炎属中医"痹症"范畴。根据其关节肿大、变形等特点，中医又称其为"历节病"；又因其有病程长，关节肿痛难以治愈的特点，还称其为"顽痹"。

◆ 幼年类风湿关节炎是一种病因不明的以慢性滑膜炎为主要特征，并伴有全身多系统损害的发生于儿童的全身结缔组织病。幼年类风湿关节炎可发生于儿童期的任何年龄；性别间的发病率差异与不同临床类型有关。

◆ 银屑病的主要特征是累及远端指间关节，且关节受累不对称，实验室检查类风湿因子通常为阴性，病程长，病因不完全清楚，男性和女性的发病率差别不大。

◆ 约 1/3 银屑病患者有家族史，银屑病关节炎与 HLA-B27 相关。银屑病脊柱炎患者 HLA-B27 阳性率高达 46%~78%。

◆ 银屑病是表皮细胞过度增生的炎症性疾病，与免疫功能异常有一定的关系，患者血清中免疫复合物含量可升高。银屑病与脂肪代谢或糖代谢障碍有关，与酶的功能障碍也有关。临床常见某些银屑病患者发病之前有扁桃体炎史，抗链球菌溶血素 O 增高，提示细菌抗原与银屑病关节炎的发病相关。精神因素、外伤、季节变化、内分泌改变、血液流变学的改变及某些药物如普拉洛尔（心得宁）均可诱发或使银屑病加重。

◆ 银屑病关节炎主要的病理改变是炎症性滑膜炎，与类风湿关节炎的滑膜炎不太容易区别。

◆ 系统性红斑狼疮是一种病因未明的慢性炎症性疾病，可以侵犯多个器官。

◆ 系统性红斑狼疮好发于青年女性，男女发病率之比为 1:9，患者年龄以 20~40 岁最多。

	是	否
36. 系统性红斑狼疮的发生与种族相关，白人及黑人的发病率高于黄种人。	☐	☐
37. 系统性红斑狼疮患者的血清中抗病毒抗体滴度降低。	☐	☐
38. 系统性红斑狼疮好发于老年妇女，在儿童及青年患者中发病率无性别差异。	☐	☐
39. 普鲁卡因胺、肼屈嗪、苯妥英钠可引起药物性狼疮。	☐	☐
40. 关节内出血是血友病最常见的表现，约占总病例数的 2/3。	☐	☐
41. 血友病性关节炎是由于遗传性血浆凝血因子Ⅷ或Ⅸ、Ⅺ缺乏所致的关节出血，可引起关节滑膜损害、骨质破坏、关节运动功能障碍的出血性关节病。	☐	☐
42. 血友病甲（又称血友病 A）是由于凝血因子Ⅸ缺乏，血友病乙（又称血友病 B）是由于凝血因子Ⅷ缺乏，血友病丙（又称血友病 C）是由于凝血因子Ⅺ缺乏。	☐	☐
43. 凝血因子Ⅶ、Ⅷ、Ⅸ、Ⅹ均参与凝血过程，由于它们的缺乏，体内可出现凝血障碍而导致出血。	☐	☐
44. 血友病性关节炎一般 8 岁以后发病率升高，20 岁以后关节内出血的发病率下降。	☐	☐
45. 血友病性关节炎关节内血肿好发于肘关节、肩关节，也可累及踝关节、髋关节、膝关节。	☐	☐
46. 血友病性关节炎出血期表现为：关节内突然急性出血并伴有剧痛，关节明显肿胀，皮温高，压痛明显，运动受限，呈保护性僵直状态，有时伴发热，白细胞增高。	☐	☐
47. 血友病性关节炎在出血期易误诊为化脓性关节炎，可以穿刺或切开。	☐	☐
48. 血友病性关节炎炎症期表现为：关节内反复出血，关节囊及滑膜增厚，继发关节肿胀、运动受限，运动时伴有摩擦音。	☐	☐
49. 血友病性关节炎在炎症期，膝关节可出现屈曲挛缩畸形，严重时甚至可致残。	☐	☐
50. 关节腔及关节组织的化脓性感染引起的关节炎性病变称为感染性关节炎，常见于中年男性。	☐	☐
51. 引起感染性关节炎常见的化脓性细菌有金黄色葡萄球菌、链球菌以及淋球菌、脑膜炎球菌、肺炎球菌、铜绿假单胞菌等。	☐	☐

答案：

36. 否　37. 否　38. 否　39. 是　40. 是　41. 否　42. 否　43. 否　44. 否
45. 否　46. 是　47. 否　48. 是　49. 否　50. 否　51. 是

重点提示：

◆ 系统性红斑狼疮病因不明，目前证实它是以各种免疫反应异常为特征的疾病，造成免疫异常的因素有以下几方面：①遗传：本病的发生与种族相关，黑人及黄种人的发病率高于白人；②感染：在本病患者的血清中抗病毒抗体滴度增高；③内分泌因素：本病好发于育龄妇女，在儿童及老年患者中发病率几乎无性别差异；④本病的发病因素中，环境也起到一定作用：日光过敏见于40%的患者，某些食物和药物可参与发病，如普鲁卡因胺、肼屈嗪、苯妥英钠可引起药物性狼疮。

◆ 血友病性关节炎是由于遗传性血浆凝血因子Ⅷ或Ⅸ、Ⅺ缺乏所致的关节出血，可引起关节滑膜损害、骨质破坏、关节运动功能障碍的出血性关节病。血友病包括血友病甲（凝血因子Ⅷ缺乏症）、血友病乙（凝血因子Ⅸ缺乏症）和血友病丙（凝血因子Ⅺ缺乏症）。凝血因子Ⅷ、Ⅸ、Ⅺ均参与凝血过程，由于它们的缺乏，体内可出现凝血障碍而导致出血。

◆ 血友病性关节炎在儿童时期主要表现为关节内反复出血，重症者在开始走路时就有关节内出血，一般8岁以后发病率升高，治疗正确及时者，关节病变可以很轻，甚至不发生；处理不当则会加重。30岁以后关节内出血的发病率下降。关节内血肿好发于膝关节，也可累及踝关节、肘关节、肩关节、髋关节。

◆ 血友病性关节炎可分为3期：①1期为出血期，关节内突然急性出血并伴有剧痛，关节明显肿胀，皮温高，压痛明显，运动受限，呈保护性僵直状态，有时伴发热，白细胞增高，易误诊为化脓性关节炎，切勿穿刺或切开，否则会使患者有生命危险；血肿吸收缓慢，需要3~6周；②2期为炎症期，关节内反复出血，关节囊及滑膜增厚，继发关节肿胀、运动受限，运动时伴有摩擦音；③3期为退变期，关节运动功能严重受损，肌肉萎缩，在膝关节多出现屈曲挛缩畸形，严重时甚至可致残。

◆ 关节腔及关节组织的化脓性感染引起的关节炎性病变称为感染性关节炎，常见于儿童。

◆ 任何化脓性细菌侵入关节都可引起感染性关节炎。常见的侵入关节的化脓性细菌为金黄色葡萄球菌、链球菌以及淋球菌、脑膜炎球菌、肺炎球菌、铜绿假单胞菌等。

	是	否
52. 引起感染性关节炎的感染途径有血运感染、直接感染和蔓延感染 3 种。	☐	☐
53. 感染性关节炎在急性期时，关节内渗出液中红细胞和白细胞大量增多，纤维蛋白不会渗出。	☐	☐
54. 感染性关节炎炎症的严重程度和病程的长短与关节内纤维蛋白沉着的多少无关。	☐	☐
55. 在继发性痛风性关节炎患者中，大多数都有内源性尿酸增多。	☐	☐
56. 在原发性痛风患者中，由于患者细胞中核酸大量分解而使内源性尿酸增多。	☐	☐
57. 噻嗪类、乙酰唑胺、吡嗪酰胺等药物能够抑制肾小管排泄尿酸。	☐	☐
58. 骨和关节结核多发生于儿童和青少年，以 10~15 岁的青少年多见。	☐	☐
59. 骨和关节结核各部位的发病率由高到低依次为：脊柱、肘关节、踝关节、髋关节、膝关节、腕关节及四肢的长骨骨干、手足的短骨骨干。	☐	☐
60. 骨和关节结核的原发病灶在骨与关节上。	☐	☐
61. 脊髓和周围神经损伤、多发性硬化是神经性关节病最常见的原因。	☐	☐
62. 中枢神经或周围神经病变都可继发关节病。	☐	☐
63. 骨性关节炎的患者以中老年居多，是老年人关节致残的主要原因。	☐	☐
64. 骨性关节炎以颈椎、腰椎的关节炎最为多见。	☐	☐
65. 年龄大、肥胖和粗壮体型、糖尿病者易患原发性骨性关节炎。	☐	☐
66. 继发性骨性关节炎常发生于关节畸形、关节损伤和关节炎症之后。	☐	☐
67. 骨性关节炎最早期的变化发生于关节软骨。	☐	☐
68. 膝关节在人体中属负重最大和运动最多的关节，同时也是人体中退化最早、损伤最多的关节。	☐	☐
69. 膝关节骨性关节炎的发病率男性高于女性。	☐	☐

答案：

52. 是 53. 否 54. 否 55. 否 56. 否 57. 是 58. 否 59. 否 60. 否
61. 否 62. 是 63. 是 64. 否 65. 是 66. 是 67. 是 68. 是 69. 否

重点提示：

◆ 感染性关节炎在急性期时，病变进一步发展，关节内渗出液变稠，成为浆液、纤维蛋白性液体，其中除红细胞、白细胞大量增多外，纤维蛋白也大量渗出。纤维蛋白沉着物粘在关节软骨表面将妨碍软骨内代谢产物的释出，并影响滑液内营养物质进入软骨。纤维蛋白可以将白细胞引入关节内，白细胞释放一些酶类物质，可促进关节内的炎症变化。关节炎症的严重程度和病程的长短与关节内纤维蛋白沉着的多少有关。关节内纤维蛋白能否被彻底清除，将决定关节损害是否成为永久性损害。

◆ 在原发性痛风患者中，大多数都有内源性尿酸增加；主要是影响核酸、嘌呤类代谢的酶的活性增加或降低（甚至缺乏），导致嘌呤合成过多从而使血尿酸增多。在继发性痛风患者中，由于白血病、红细胞增多症、慢性溶血性贫血、各种淋巴瘤、各种骨髓增生性病变、恶性肿瘤细胞坏死等疾病，导致细胞中核酸大量分解而使内源性尿酸增多。

◆ 骨和关节结核多发生于儿童和青少年，以 3~5 岁的学龄前儿童为最多。发病部位多数在负重大、活动多、容易发生劳损的骨和关节。各部位发病率由高到低依次为：脊柱、膝关节、髋关节、肘关节、踝关节、腕关节及手足的短骨骨干、四肢的长骨骨干。

◆ 结核原发病灶一般不在骨与关节，绝大多数骨和关节结核继发于肺结核。

◆ 无论中枢神经或周围神经病变都可继发关节病，常见的神经病变疾病有脊髓痨、脊髓空洞症、糖尿病、脊髓和周围神经损伤、麻风、多发性硬化、脊髓膜膨出、淀粉样变性周围神经病、先天性痛觉缺如、结核、肿瘤侵犯神经、酒精中毒等。其中脊髓痨、脊髓空洞症和糖尿病是神经性关节病最常见的原因。

◆ 骨性关节炎是最常见的一种关节炎，又称退行性关节病，患者以中老年居多，是老年人关节致残的主要原因。由于膝关节、髋关节为承重关节，因此肥胖者膝关节、髋关节的骨性关节炎最为多见，对于受压大、磨损多的关节，如颈椎、腰椎的关节也易发生退行性病变。

◆ 膝关节骨性关节炎在性别上的发病率差异表现为，女性高于男性。

二、关节炎的发病原因

	是	否
1. 关节炎由炎症、感染、创伤等因素引起。	□	□
2. 关节炎仅仅是局部关节的问题。	□	□
3. 风湿性关节炎的流行与分布地区与溶血性链球菌感染相关疾病的流行与分布地区无关。	□	□
4. 类风湿关节炎的病因被认为与感染、遗传、免疫、内分泌、代谢、营养及物理等因素有关。	□	□
5. 大多数类风湿关节炎患者的血中不存在抗链球菌抗体。	□	□
6. 类风湿关节炎患者对人类疱疹病毒中的 EB 病毒没有正常人的反应强烈。	□	□
7. 类风湿关节炎患者感染 EB 病毒后，其血清和滑液中会出现高滴度的 EBV-VCA（衣壳抗原）-IgG 抗体。	□	□
8. 类风湿关节炎患者家族中，本病的发病率比健康人群高 2~10 倍。	□	□
9. 人类白细胞抗原（HLA）是一个重要的遗传基础，70% 的类风湿关节炎患者 HLA-B27 阳性。	□	□
10. 类风湿关节炎患者男性多于女性，50 岁男性患病率最高。	□	□
11. 类风湿关节炎妇女在妊娠期病情可缓解，提示本病与内分泌有关。	□	□
12. 营养不良、代谢障碍、寒冷、潮湿、疲劳等常为类风湿关节炎的诱发因素，多数人在患病前有明显诱因。	□	□
13. 感染因素被认为在幼年类风湿关节炎发病方面起重要作用。	□	□
14. 幼年类风湿关节炎患者血清和滑液中抗 T 淋巴细胞抗体为阴性。	□	□
15. 儿童时期支原体和病毒感染，特别是风疹病毒感染可引起关节炎，而且可以从幼年类风湿关节炎患者的关节滑液中分离出有关的病毒或支原体。	□	□
16. 幼年类风湿关节炎的发病率与人类白细胞抗原有关。	□	□
17. 引起膝关节增生性骨性关节炎发病的主要因素有年龄、性别、遗传、气候环境等。	□	□

答案:

 1. 是　 2. 否　 3. 否　 4. 是　 5. 否　 6. 否　 7. 是　 8. 是　 9. 否
10. 否　11. 是　12. 否　13. 否　14. 否　15. 否　16. 是　17. 否

重点提示:

◆ 关节炎并不单是局部关节的问题,其背后往往还隐藏着更广泛甚至是全身性的病变,其病程多变,病因复杂。

◆ 风湿性关节炎的流行与分布地区往往与溶血性链球菌感染相关疾病的流行与分布地区有关。风湿性关节炎发病常有咽部溶血性链球菌感染史;无论初发或复发风湿性关节炎的患者,血中都有抗链球菌抗体,且抗体滴度增高。

◆ 50%~80%类风湿关节炎患者是在反复链球菌感染之后2~4周开始发病,患者血中有抗链球菌抗体。类风湿关节炎患者对人类疱疹病毒中的EB病毒比正常人有更强烈的反应,感染后患者血清和滑液中可出现高滴度的EBV-VCA(衣壳抗原)-IgG抗体。人类白细胞抗原(HLA)是一个重要的遗传基础,70%的类风湿关节炎患者HLA-DRW$_4$阳性。

◆ 类风湿关节炎患者女性多于男性,更年期妇女患病率最高,妇女妊娠期病情可缓解,提示本病与内分泌有关。

◆ 营养不良、代谢障碍、寒冷、潮湿、疲劳等常为类风湿性关节炎的诱发因素,但多数人患病前无明显诱因。

◆ 免疫调节功能异常被认为在幼年类风湿关节炎发病方面起重要作用。部分患者血中存在抗核抗体和类风湿因子,一些患者的血清和滑液中可出现肿瘤坏死因子及白细胞介素-1,其抗T淋巴细胞抗体可为阳性。

◆ 儿童时期支原体和病毒感染,特别是风疹病毒感染可引起关节炎,但不能从幼年类风湿关节炎患者的关节滑液中分离出有关的病毒或支原体。

◆ 与膝关节增生性骨性关节炎发病有关的因素有年龄、性别、遗传、气候环境等,但其主要的发病原因为膝关节的损伤,包括急性创伤如关节内骨折、关节脱位;慢性劳损如膝关节负荷过重、先天性髋脱位、膝关节内翻和外翻等。骨性关节疾病如炎性关节病、代谢紊乱性疾病、关节畸形等也是造成膝关节增生性骨性关节炎的常见原因。

	是	否
18. 细菌中的奇异变形杆菌和结核分枝杆菌，是至今发现的与类风湿关节炎最为相关的两类细菌。	☐	☐
19. 类风湿关节炎的发病与遗传有关。	☐	☐
20. 类风湿关节炎发病的家族聚集性相对较高。	☐	☐
21. 类风湿关节炎患者中，其遗传表现为低外显性或不完全外显性。	☐	☐
22. 遗传因素不仅决定了疾病的易感性，而且与疾病发展的严重程度和临床表现相关。	☐	☐
23. 通过分子生物学及遗传学的研究发现，某些与 HLA、免疫球蛋白、肿瘤坏死因子（TNF）和 T 细胞受体等表达相关的因素，与类风湿关节炎的发病机制及免疫调节功能异常也有关。	☐	☐
24. 雌激素、孕激素、雄激素或其他代谢产物可通过各自的结合蛋白、受体或介导蛋白对类风湿关节炎的发生和演变产生影响。	☐	☐
25. 大多数自身免疫性疾病以男性发病为多见。	☐	☐
26. 在人们选择的生活方式中，喝酒是唯一能够增加类风湿关节炎发病率的危险因素。	☐	☐
27. 类风湿关节炎的基本病理变化：从发病一开始即为滑膜炎。	☐	☐
28. B 型滑膜细胞在形态上类似巨噬细胞，由骨髓迁移而来。	☐	☐
29. A 型滑膜细胞构成正常滑膜的绝大部分，富含粗面内质网，形似成纤维细胞。	☐	☐
30. 类风湿关节炎最早期的滑膜病变为滑膜细胞的增生和肥大。	☐	☐
31. 类风湿关节炎患者的滑膜有 1~2 层滑膜细胞。	☐	☐
32. 在早期类风湿关节炎中，滑膜的变化是血管内皮细胞肿胀和向柱状细胞的化生。	☐	☐
33. Ⅰ 型肿瘤坏死因子受体为低亲和力受体，Ⅱ 型肿瘤坏死因子受体为高亲和力受体，两种受体都可在类风湿关节炎患者特别是病情严重者的滑膜组织中检测到。	☐	☐

答案：

18. 是 19. 是 20. 否 21. 是 22. 是 23. 是 24. 是 25. 否 26. 否
27. 是 28. 否 29. 否 30. 否 31. 否 32. 是 33. 否

重点提示：

♦ 类风湿关节炎在遗传学方面，有其自身的特点，表现为：首先，类风湿关节炎发病的家族聚集性相对较低；其次，有多个不同基因参与类风湿关节炎发病，但没有一个特定的基因是发病所必需或单独致病的，它们各自起一小部分作用，使疾病发生的概率略有增加，这就是遗传的低外显性或不完全外显性；第三是遗传因素不仅决定了疾病的易感性，而且与疾病发展的严重程度和临床表现相关。

♦ 后生效应为研究有关随机因素影响疾病的发生开拓了新的领域。大多数自身免疫性疾病以女性发病为多见，即至少在形式上表现为 X 染色体的失活可能对自身免疫性疾病的发病是一种危险因素。

♦ 生理过程本身往往会受到各种外界因素的影响。在人们选择的生活方式中，吸烟是唯一能够增加类风湿关节炎发病率的危险因素。事实上，年龄也可能是类风湿关节炎发病的危险因素。随着年龄的增长，各种随机因素累加作用于个体，使机体发病，所以年龄也是诱发疾病的原因之一。

♦ 类风湿关节炎的基本病理变化：从发病一开始即为滑膜炎，其显著特点是滑膜的血管增生和炎性细胞浸润；后者可进一步导致滑膜、软骨乃至软骨下骨组织的破坏。

♦ 滑膜细胞分为 A 型、B 型和 C 型。A 型细胞在形态上类似巨噬细胞，由骨髓迁移而来。B 型细胞构成正常滑膜的绝大部分，富含粗面内质网，形似成纤维细胞。C 型细胞在形态和功能上介于 A 型细胞和 B 型细胞之间。该病最早期的滑膜病变为滑膜水肿和纤维蛋白沉积，随之是滑膜细胞的增生和肥大。正常滑膜仅有 1~2 层滑膜细胞，而在类风湿关节炎患者可增厚达 3~7 层。在早期类风湿关节炎，滑膜的另一种变化是血管内皮细胞肿胀和向柱状细胞的化生。

♦ Ⅰ 型肿瘤坏死因子受体为高亲和力受体，Ⅱ 型肿瘤坏死因子受体为低亲和力受体，两种受体都可在类风湿关节炎患者特别是病情严重者的滑膜组织中检测到。

	是	否
34. 类风湿关节炎患者的滑膜巨噬细胞产生的趋化因子中，IL-8（CXCL8），ENA-78（CXCL5），GROA（CXCL1）和 CTAP-Ⅲ（CXCL7）具有促炎而抗血管新生的效应。	□	□
35. 类风湿关节炎患者的滑膜巨噬细胞能组成性表达 MCP-1（CCL2）、产生 MIP-1-alpha（CCL3）和 RANTES（CCL5）、高表达 CXCL6 等，既能趋化单核细胞和淋巴细胞，又能介导细胞间黏附。	□	□
36. 在类风湿关节炎急性期的滑液中，IL-1 是升高最明显的趋化因子，其水平与放射学的关节破坏程度相同。	□	□
37. IL-6 在类风湿关节炎急性期具有软骨保护作用，在慢性期则促进过度骨合成。	□	□
38. 提纯的静止 T 细胞亚群能激活滑膜成纤维细胞分泌 IL-1、IL-2、MMP3 以及类前列腺素，与 IL-16 协同起作用。	□	□
39. 转化生长因子-β（TGF-β）超家族成员中，TGF-β 除了可调节炎症应答外，还在软骨和骨组织发育和重塑中起到重要作用。	□	□
40. 基质金属蛋白酶活性的增加与类风湿关节炎软骨、骨损害以及血管新生等密切相关。	□	□
41. 过敏毒素 C_{5b} 是补体活化造成类风湿关节炎组织破坏的主要产物。	□	□
42. 补体活化成分及补体活化分子存在于类风湿关节炎患者细胞衍生膜微粒上，参与类风湿关节炎的病理过程。	□	□
43. 在抗体诱导性关节炎模型中，血液循环中的补体 C_9 对于关节炎的发病是一个必要条件。	□	□
44. 慢性风湿热后关节炎与类风湿关节炎均是由于软骨和骨质破坏造成的。	□	□

答案:

34. 否　35. 否　36. 否　37. 是　38. 否　39. 否　40. 是　41. 否　42. 是

43. 否　44. 否

重点提示:

◆ 类风湿关节炎患者的滑膜巨噬细胞可产生多种趋化因子。其中 IL-8（CXCL8）、ENA-78（CXCL5）、GROA（CXCL1）和 CTAP-Ⅲ（CXCL7）能趋化中性粒细胞，促进血管新生；干扰素 γ 诱导蛋白 10（IP-10、CXCL10）和 MIG（CXCL9）则具有促炎而抗血管新生的效应；类风湿关节炎患者的滑膜巨噬细胞还组成性表达 MCP-1（CCL2）、产生 MIP-1-alpha（CCL3）和 RANTE（CCL5）、高表达 CXCL6 等，趋化单核细胞向滑膜聚集；类风湿关节炎患者的滑液和滑膜巨噬细胞均可表达 CX_3CL1，其既能趋化单核细胞和淋巴细胞，又能介导细胞间黏附。此外，近期研究提示，能趋化 T 细胞的 PARC（CCL18）参与类风湿关节炎的发病，而类风湿关节炎患者的滑膜巨噬细胞可表达此趋化因子。

◆ 在急性期类风湿关节炎患者的滑液中，IL-6 是升高最明显的趋化因子，其水平与放射学的关节破坏程度相同。IL-6 和可溶性 IL-6 受体还可促进破骨细胞产生。尽管如此，IL-6 在类风湿关节炎急性期却具有软骨保护作用，在慢性期则促进过度骨生成。研究证实，显著增高的 IL-6 是巨噬细胞活化的结果。

◆ 提纯的静止 T 细胞亚群能激活关节滑膜成纤维细胞分泌 IL-6、IL-8、MMP3 以及类前列腺素，与 IL-17 协同起作用。

◆ TGF-β 超家族成员，包括 TGF-β 和骨形成蛋白（BMP）等家族成员，其作用尤为重要。TGF-β 在细胞增殖、分化、炎症和伤口愈合过程中起重要作用。BMP 除了可调节炎症应答外，还在软骨和骨组织发育和重塑中起到重要作用。

◆ 基质金属蛋白酶(MMP)通过影响细胞外基质降解平衡而具重要的生理及病理意义，MMP 除了与胚胎发育、月经周期、多种器官恶性肿瘤的侵袭和转移等有关外，MMP 活性的增加还与类风湿关节炎软骨、骨损害以及血管新生等密切相关。

◆ 目前认为过敏毒素 C5a 是补体活化造成类风湿关节炎组织破坏的主要产物，而膜攻击复合物的沉积以及 C3b 片段的调理作用在类风湿关节炎发病中也起着重要的作用。有研究发现，在抗体诱导性关节炎模型中，血液循环中的补体 C_3 对于关节炎的发病是一个必要条件。

◆ 慢性风湿热后关节炎与类风湿关节炎不同。慢性风湿热后关节炎不是由于软骨和骨质破坏造成的而是由于关节囊、肌腱和韧带受累引起。

三、关节炎的临床表现

	是	否
1. 关节炎主要表现为受累关节红、肿、热、痛和功能障碍，严重者还可出现关节畸形及关节活动范围缩小等表现。	☐	☐
2. 有的关节炎患者甚至伴有肾炎、贫血、神经精神异常等疾病的症状。	☐	☐
3. 关节炎在疾病早期，患病关节遇天气变化或劳累后症状可加重，休息后则减轻。	☐	☐
4. 关节炎在疾病早期，关节活动可轻微受到限制。	☐	☐
5. 关节肿胀是关节炎症进展的结果，一般与疾病的严重程度呈负相关。	☐	☐
6. 关节炎症发生后，关节功能可发生部分或全部丧失。	☐	☐
7. 如果遇到身体某个或某些关节开始显得活动不自如时，应该想到可能是患上了骨性关节炎，而且还有可能正处于早期。	☐	☐
8. 骨性关节炎患者在早晨起床后以及较长一段时间不运动后会感到关节僵硬状态得到改善。	☐	☐
9. 骨性关节炎患者发展到后期时，关节活动时会发出摩擦声。	☐	☐
10. 骨性关节炎患者的关节会发生肿大变形。	☐	☐
11. 风湿性关节炎以成人为多见，受累关节以小关节为主。	☐	☐
12. 风湿性关节炎开始时侵及肩关节、肘关节和腕关节者约占85%。	☐	☐
13. 急性风湿性关节炎多数患者有明显的受风湿侵犯而急骤发病史，并有半数患者在发病前1~3周有咽峡炎、扁桃体炎等上呼吸道感染史。	☐	☐
14. 多数风湿性关节炎患者急性发病，患者周身不适、食欲缺乏，并有发热，为轻、中度发热，常随关节炎发病的游走性呈周期性波动；往往还伴有心动过速、多汗、贫血、体重减少与鼻出血等症状。	☐	☐
15. 风湿性关节炎主要表现为固定性、不对称性和复发性关节炎。	☐	☐
16. 在风湿性关节炎急性炎症消退后，关节可完全恢复正常功能。	☐	☐

答案：

1. 是　2. 是　3. 是　4. 否　5. 否　6. 是　7. 是　8. 否　9. 是　10. 是　11. 否　12. 否　13. 是　14. 是　15. 否　16. 是

重点提示：

◆ 关节炎主要表现为受累关节红、肿、热、痛和功能障碍，严重者还可出现关节畸形及关节活动范围缩小等表现。关节炎患者除了出现一些关节的局部症状外，还常伴随千变万化的其他症状，如发热、咽痛、乏力、肌肉酸痛、口眼干燥、面部红斑、复发性口腔溃疡、腹泻、泌尿系统刺激症状等，有的患者甚至会伴有肾炎、贫血、神经精神异常等疾病的症状。

◆ 关节炎在疾病早期，疼痛往往并不严重，患病关节往往仅表现为酸软或轻度疼痛，遇天气变化或劳累后症状可加重，休息后则减轻，此期关节活动一般不受限制，易被患者忽视而延误就诊。随着病情的发展，疼痛将变得更为明显，不同类型的关节炎可表现出不同的疼痛特点。

◆ 关节肿胀是关节炎症进展的结果，一般与疾病的严重程度呈正相关。

◆ 关节炎症发生后，由于关节周围肌肉的保护性痉挛和关节结构被破坏，可导致关节功能部分或全部丧失。

◆ 骨性关节炎患者时常会感觉手脚僵硬。有的患者久坐后突然感到有些关节像"上了锁"一样动弹不得。这种情况在早晨起床后以及较长一段时间不运动后特别明显。

◆ 骨性关节炎发展到后期，由于关节软骨退化、剥落，会使软骨下的骨质暴露。两端软骨下的骨头裸露，当关节活动，互相触碰时会发出声音。

◆ 关节退化时，关节滑膜就会常常发炎。关节滑膜上分布着许多神经末梢作为疼痛感觉器，可将关节滑膜疼痛的信息传送给大脑皮质，使滑膜分泌更多的滑液以润滑与滋养那些损伤的滑膜组织。关节间隙积液增多，可造成关节肿胀，使疼痛加重，甚至会使关节难以转动。

◆ 风湿性关节炎以成人为多见，受累关节以大关节为主。开始时侵及下肢关节者约占85%，其中以膝关节和踝关节最为常见，其次侵及关节为肩关节、肘关节和腕关节，手和足的小关节很少见。

◆ 风湿性关节炎主要表现为游走性、对称性和复发性关节炎。它可由一个关节转移至另一个关节，常对称累及膝关节、踝关节、肩关节、肘关节、腕关节等大关节，关节局部可出现红、肿、热、痛等急性炎症表现。

	是	否
17. 心脏炎是风湿性关节炎最重要的临床表现。	☐	☐
18. 慢性风湿性关节炎患者的关节多有酸痛、固定性疼痛或限于一两个关节的轻度肿痛，关节功能不因疼痛而受限。	☐	☐
19. 多数风湿性关节炎患者在关节炎发病的第 1 周症状最重。	☐	☐
20. 四肢出现环形红斑或结节性红斑，说明有风湿活动，应进一步检查。	☐	☐
21. 风湿热是 A 族溶血性链球菌咽部感染后的延迟续发炎症病变，主要累及心脏、关节、中枢神经系统、皮肤及皮下组织。	☐	☐
22. 风湿热急性期主要表现为 Sydenham 舞蹈病、皮下结节和环形红斑。	☐	☐
23. 皮下结节为风湿病的主要表现，也是风湿病的特异性征象。	☐	☐
24. 类风湿关节炎突出的临床表现为反复发作的不对称性的单发性大关节炎，以膝关节或踝关节最常受累。	☐	☐
25. 类风湿关节炎早期关节可出现不同程度的僵硬和畸形，并可有骨和骨骼肌萎缩。	☐	☐
26. 类风湿关节炎还有发热、疲乏无力、体重减轻、皮下结节、心包炎、胸膜炎、周围神经病变、眼病变、动脉炎等全身性表现。	☐	☐
27. 银屑病关节炎早期可见滑膜细胞轻度增生，滑膜肥厚，绒毛形成，以后可见滑膜水肿和充血。	☐	☐
28. 银屑病关节炎的炎症细胞浸润以血管周围为主。	☐	☐
29. 膝关节骨性关节炎发病缓慢，多见于中老年较肥胖女性，往往有劳累史。	☐	☐
30. 膝关节骨性关节炎早期症状为关节上、下楼梯时疼痛，尤其是上楼时为甚，呈单侧或双侧交替出现。	☐	☐
31. 膝关节骨性关节炎的特点是初起疼痛为持续性，之后为阵发性。	☐	☐
32. 膝关节骨性关节炎的膝关节疼痛和发僵在早晨起床时较轻松，活动后疼痛明显，活动多时可减轻，休息后症状可得到缓解。	☐	☐
33. 膝关节骨性关节炎的膝关节正、侧位 X 线片，可显示髌骨、股骨髁、胫骨平台关节缘呈唇样骨质增生，胫骨髁间隆起变尖，关节间隙变窄，软骨下骨质致密，有时还可见关节内游离体。	☐	☐

答案:

17. 是　18. 否　19. 是　20. 是　21. 是　22. 否　23. 否　24. 否　25. 否
26. 是　27. 否　28. 是　29. 是　30. 否　31. 否　32. 否　33. 是

重点提示:

◆ 慢性风湿性关节炎患者多有急性风湿性关节炎或不典型的风湿热病史。一般无高热,仅少数患者有低热。关节多有酸痛、游走性窜痛或限于一两个关节的轻度肿痛,关节功能因疼痛可轻度受限。

◆ 风湿热急性期主要临床表现为游走性多发性关节炎、发热、心脏炎;少数是 Sydenham 舞蹈病、皮下结节和环形红斑。

◆ 皮下结节为风湿病的主要表现,但不是风湿病的特异性征象。风湿病皮下结节呈圆形、略硬,不与皮肤粘连,可滑动,触之不痛;常位于肘关节、腕关节、膝关节、踝关节等关节伸侧面及胸椎、腰椎棘突等骨质或肌腱附着处,一般于2~4周内消失。

◆ 类风湿关节炎突出的临床表现为反复发作的对称性的多发性小关节炎,以手、腕、足等部位的关节最常受累;早期关节可出现红、肿、热、痛和功能障碍,晚期关节可出现不同程度的僵硬和畸形,并可有骨和骨骼肌萎缩,是一种致残率较高的疾病。

◆ 银屑病关节炎早期可见滑膜水肿和充血,以后可见滑膜细胞轻度增生,滑膜肥厚,绒毛形成。其炎症细胞浸润以血管周围为主。病程较长者纤维化较突出,滑膜下组织、脂肪组织及关节隐窝组织均可被纤维组织代替,最后关节腔可纤维化。

◆ 膝关节骨性关节炎的主要临床表现如下:①发病缓慢,多见于中老年较肥胖女性,往往有劳累史;②膝关节痛是膝关节骨性关节炎患者就医时常见的主诉;其早期症状为上、下楼梯时疼痛,尤其是下楼时为甚,呈单侧或双侧交替出现;其特点是初起疼痛为阵发性,之后为持续性,若出现关节肿大,可为关节腔积液,也可为软组织变性增生、骨质增生或三者并存,严重者可出现膝内翻畸形;③膝关节活动受限,甚者跛行,极少数患者可出现交锁现象;④关节活动时可有弹响、摩擦声,部分患者关节肿胀,日久可见关节畸形。

◆ 膝关节骨性关节炎的主要临床特点有:①有反复劳损或创伤史;②膝关节疼痛和发僵,早晨起床时较明显,活动后减轻,活动多时又加重,休息后症状可得到缓解；③后期膝关节疼痛持续，关节活动明显受限，股四头肌萎缩，出现关节腔积液，甚至出现关节畸形和关节内游离体；④膝关节屈伸活动时可出现摩擦声；⑤膝关节正、侧位 X 线片，显示髌骨、股骨髁、胫骨平台关节缘呈唇样骨质增生，胫骨髁间隆起变尖，关节间隙变窄，软骨下骨质致密，有时还可见关节内游离体。

	是	否
34. 膝关节骨性关节炎所致的疼痛多与气温、气压、环境、情绪有关，春夏、天气变化时加重。	☐	☐
35. 膝关节骨性关节炎的疼痛多位于髌骨、股骨髁周围、膝关节外侧或后侧，有时可出现两处或两处以上的疼痛或疼痛部位固定。	☐	☐
36. 膝关节骨性关节炎不会影响患者的平衡能力。	☐	☐
37. 反复、周期性发作是膝关节骨性关节炎的一个发病特点。	☐	☐
38. 目前的治疗药物可以彻底治疗膝关节骨性关节炎关节本身的退化。	☐	☐
39. 膝关节骨性关节炎病理改变以关节软骨进行性变性、破坏及骨赘形成为主，最终可导致关节功能紊乱，有时也会累及心脏及皮肤等部位。	☐	☐
40. 关节腔积液超过 5ml 时，浮髌试验为阳性。	☐	☐
41. 滑膜炎多见于肘部。	☐	☐
42. 关节腔有积液时滑膜就有炎症。	☐	☐
43. 长骨刺标志着机体的脊椎已进入老化阶段。	☐	☐
44. 人体膝关节易发生退化，诱发骨刺。	☐	☐
45. 膝关节骨刺可引起膝关节骨性关节炎，但膝关节骨性关节炎不完全是由膝关节骨刺引起的。	☐	☐
46. 风湿性关节炎大部分患者在发病前有急性咽炎或扁桃体炎等溶血性链球菌感染史。	☐	☐
47. 从链球菌感染至风湿性关节炎发病中间有一潜伏期，在此潜伏期经常会有急性炎症的临床表现或出现实验室检查异常。	☐	☐
48. 风湿性关节炎患者可出现环形红斑，常位于躯干及肢体近端内侧，儿童发病率约为 10%~20%，成人少见。	☐	☐
49. 侵袭性类风湿关节炎，关节首先受累，表现为关节晨僵、肿痛，以掌指关节及近端指间关节为多见，呈对称性，常伴低热、疲乏无力、周身不适、食欲缺乏和体重下降等。	☐	☐

答案：

34. 否　35. 否　36. 否　37. 是　38. 否　39. 否　40. 否　41. 否　42. 是

43. 是　44. 是　45. 是　46. 是　47. 否　48. 是　49. 是

重点提示：

◆ 膝关节骨性关节炎所致的疼痛多与气温、气压、环境、情绪有关，秋冬、天气变化时加重。疼痛多位于髌骨、股骨髁周围或膝关节内侧，一般膝关节外侧或后侧较少疼痛，有时可出现两处或两处以上的疼痛或疼痛部位经常变换。

◆ 膝关节骨性关节炎会影响患者的平衡能力。随着年龄的增长，中老年人对外界的反应能力会有所下降；膝关节骨性关节炎患者由于关节肿胀、疼痛、积液、韧带钙化等，导致本体感觉、下肢肌力、运动控制力及协调能力降低，从而可出现静态姿势稳定性降低和重心转移能力下降，所以中老年人和膝关节骨性关节炎患者发生跌倒的可能性更大。

◆ 膝关节骨性关节炎的病情呈进行性发展，目前的治疗药物尚不能彻底治疗关节本身的退化，而只能是控制、延缓病情进展，一旦有诱发因素的刺激，其进展还会继续被"激活"，导致症状重新出现；随着年龄的增长，外界的干预只是调整其发展速度，而并不能改变或逆转其发展方向。

◆ 膝关节骨性关节炎以膝关节肿痛、僵硬、功能障碍为主要临床表现，病理改变以关节软骨进行性变性、破坏及骨赘形成为主，最终可导致关节功能紊乱，但不会累及心脏及皮肤等部位。

◆ 关节产生病变或出现某些全身性疾病时，关节腔内液体增多即形成关节腔积液，可造成关节疼痛、不适。关节腔积液超过10ml时，浮髌试验为阳性。

◆ 膝关节是全身关节中滑膜最多的关节，故滑膜炎以膝部为多见。滑膜炎是滑膜受到刺激而产生的炎症，可造成分泌液失调而形成积液的一种关节病变。当关节受内、外因素影响，可使滑膜发生反应，出现充血或水肿，并且可渗出液体，表现为关节肿胀、疼痛、功能障碍，所以也可以说，关节腔有积液时滑膜就有炎症。

◆ 骨刺是关节因各种原因造成软骨的磨损、破坏，并促使骨本身进行修补、硬化与增生，是一种自然的老化现象。长骨刺标志着机体的脊椎进入老化阶段。

◆ 从链球菌感染至风湿性关节炎发病中间有一潜伏期，一般为1~5周，在此潜伏期无任何急性炎症的临床表现与实验室检查异常。

	是	否
50. 急性发作性类风湿关节炎的特点是关节肿胀、疼痛严重，临床表现为不明原因的突然高热，可达 39~40℃，呈弛张热、间歇热、稽留热等热型，可持续数周或数月，可伴有躯干、四肢直径 2~5mm 的淡红色斑丘疹，不痒不痛，随热退而消失。	□	□
51. 成人斯蒂尔病的关节症状和全身症状均较严重，患者常卧床休息，不敢活动，可持续 1~2 个月，一般不发热，多需适当治疗才能缓解。	□	□
52. 成人斯蒂尔病多伴有脾肿大、白细胞增多。	□	□
53. 成人斯蒂尔病患者的关节症状在开始时突出，多数关节受累，可出现典型类风湿关节炎症状。	□	□
54. 类风湿关节炎的受累关节表面皮肤温度升高是进展性滑膜炎的标志，但一般不会出现受累关节局部皮肤发红。	□	□
55. 类风湿结节多发生于关节周围骨突部位，最常在枕部、手掌屈肌腱鞘、膝关节、坐骨结节、骶部以及足跟腱鞘、前臂伸肌皮面等部位，但内脏不会受累。	□	□
56. 类风湿血管炎只能累及全身皮肤和肌肉组织。	□	□
57. 类风湿关节炎可累及心包、心肌和心内膜，以心肌受累常见。	□	□
58. 类风湿关节炎常有脾肿大、淋巴结肿大和费尔蒂综合征。	□	□
59. 银屑病不对称性关节炎半数患者关节炎先于银屑病发病。	□	□
60. 银屑病对称性关节炎多数患者银屑病先发于关节炎。	□	□
61. 银屑病脊柱炎患者的腰背痛及强直的症状较强直性脊柱炎重，并常于出现周围关节炎的同时表现脊柱炎的症状。	□	□
62. 银屑病脊柱炎主要是根据 X 线典型表现来辅助诊断。	□	□
63. 皮肤、头发和黏膜病变是系统性红斑狼疮性关节炎的最常见的表现。	□	□
64. 系统性红斑狼疮性关节炎最多受累的是近端指间关节、膝关节、腕关节和掌指关节，多为单侧性，骨质侵蚀多见。	□	□

答案：

50. 否　51. 否　52. 是　53. 否　54. 是　55. 否　56. 否　57. 否　58. 是

59. 否　60. 否　61. 否　62. 是　63. 否　64. 否

重点提示：

◆ 急性发作性类风湿关节炎患者的关节症状和全身症状均较严重。由于滑膜和关节周围组织受累，患者可有关节肿胀、严重疼痛，患者常卧床休息，不敢活动，可持续1~2个月，一般不发热，多需适当治疗才能缓解。

◆ 成人斯蒂尔病，由于全身多系统损害明显，患者表现为不明原因的突然高热，可达39~40℃，呈弛张热、间歇热、稽留热等热型，可持续数周或数月；可伴有躯干、四肢淡红色斑丘疹，不痒不痛，随热退而消失；多伴有脾肿大、白细胞增多。患者关节症状开始不突出，只有少数关节受累，多为膝关节、踝关节、腕关节。多数在发热数周、数月甚至数年后出现典型类风湿关节炎。

◆ 类风湿结节为坚实的、圆形或椭圆形肿块，位于皮下或深部结缔组织，直径从0.5cm至数厘米不等。多发生于关节周围骨突部位，最常在肘关节的鹰嘴突，其次为枕部、手掌屈肌腱鞘、膝关节、坐骨结节、骶部以及足跟腱鞘、前臂伸肌皮面等部位，内脏也可受累。

◆ 类风湿血管炎可累及全身任何器官和组织，如皮肤、肌肉、眼、心脏、神经等组织和器官，是关节外损害的基础。血管病变可表现为多种形式，如毛细血管炎和静脉炎以及坏死性动脉炎。类风湿关节炎累及心包、心肌和心内膜的发生率较高。心包受累较常见，患者可有心包积液、缩窄性心包炎。

◆ 银屑病关节炎临床上分为以下3个类型：①不对称性关节炎是银屑病关节炎中较有特征的一个类型，多数伴有指甲病变，病程长者，可有关节畸形和关节强直；多数患者银屑病先发于关节炎；②对称性关节炎与类风湿关节炎不易区分；半数患者关节炎可先于银屑病发病；③银屑病脊柱炎以累及脊柱及骶髂关节为主，常伴有周围关节炎，男女发病率之比约为6:1；腰背痛及强直的症状较强直性脊柱炎为轻，并常于出现周围关节炎数年后才表现脊柱炎的症状；本型主要是根据X线典型表现来辅助诊断。

◆ 关节受累是系统性红斑狼疮性关节炎最常见的表现，关节肿痛可在多系统损害发生之前出现。最多受累的是近端指间关节、膝关节、腕关节和掌指关节，多为左右对称性，骨质侵蚀少见，骨与软骨无异常。患者可有肌炎，表现为肌肉酸痛、无力，肌腱也可受累，由于肌腱病变及肌肉痉挛可引起受累关节畸形。

	是	否
65. 典型的面部蝶形红斑对系统性红斑狼疮性关节炎具有诊断意义。	□	□
66. 系统性红斑狼疮性关节炎患者的肾脏损害一般发生于疾病末期。	□	□
67. 系统性红斑狼疮性关节炎患者的肾脏病变类型中，膜型激素疗效好，很少发生肾衰竭。	□	□
68. 系统性红斑狼疮性关节炎患者的肾脏病变类型中，弥漫增殖型表现轻微，仅有少量蛋白尿及血尿，预后好，对激素治疗反应良好。	□	□
69. 系统性红斑狼疮性关节炎患者的神经系统病变中，癫痫大发作较多见，是病情危重的表现。	□	□
70. 痛风性关节炎患者在急性期首次发作只累及外周一个关节，最常见的为足背部关节、足跟部关节、踝关节、膝关节等关节。	□	□
71. 痛风性关节炎患者在急性期发作累及的关节中，上肢关节比下肢关节多，大关节比小关节多。	□	□
72. 痛风性关节炎患者在急性期首次发作一般持续 3~11 天，缓解后全身情况及受累关节可完全恢复正常。	□	□
73. 机体的所有组织中均有尿酸盐形成的痛风石，以关节软骨及关节周围组织多见。	□	□
74. 类风湿关节炎患者的膝关节受累很常见，发生率可达 90%。	□	□
75. 大多数类风湿关节炎患者可有远端趾间关节受累症状。	□	□
76. 在少关节型和轻症类风湿关节炎患者，踝关节病变比较常见。	□	□
77. 在类风湿关节炎早期，环枢关节、颈椎关节、胸椎及腰椎关节都易受累。	□	□
78. 滑囊炎和腱鞘炎可以是类风湿关节炎的首发表现。	□	□

答案：

65. 是　66. 否　67. 否　68. 否　69. 是　70. 否　71. 否　72. 是　73. 否
74. 是　75. 否　76. 否　77. 否　78. 是

重点提示：

◆ 几乎所有的系统性红斑狼疮性关节炎的患者都有肾脏损害，一般发生于疾病早期，表现为血尿、蛋白尿和含有红细胞管型的管型尿。系统性红斑狼疮性关节炎患者的肾脏病变有以下几种类型，其病变范围和严重程度各不相同，预后也不同。①系膜型表现轻微，仅有少量蛋白尿及血尿，预后好，对激素治疗反应良好；②膜型表现为肾病综合征，进展缓慢，对激素治疗有一定疗效，最后亦可能发展为肾衰竭；③局灶型表现为血尿及蛋白尿，激素疗效好，很少发生肾衰竭；④弥漫增殖型表现为中度至重度血尿、蛋白尿或肾病综合征，常伴不同程度高血压及肾功能不全，预后较差。

◆ 痛风性关节炎急性期：发病急骤，首次发作常在凌晨，因受累关节剧痛，常从梦中惊醒。首次发作只累及外周一个关节，最常见的为踇趾的跖趾关节，其次为足背部关节、足跟部关节、踝关节、膝关节等关节。下肢受累关节比上肢受累关节多，小关节比大关节多，受累关节在数小时内明显肿胀，关节周围皮肤温度升高，局部暗红，较大关节可有积液。同时患者常伴有全身不适，体温升高，心动过速，肝脏肿大。首次发作一般持续3~11天，缓解后全身情况及受累关节可完全恢复正常。

◆ 痛风石（又称痛风结节）是尿酸盐沉积于机体组织所形成的物质，由于尿酸盐不易透过血脑屏障，故除中枢神经系统外，几乎在所有机体组织中均可有尿酸盐形成的痛风石，以关节软骨及关节周围组织多见。

◆ 约30%的类风湿关节炎患者有足关节受累，可形成近端趾间关节"上翘"畸形，病变时间较长时可出现踇趾外翻、踇趾滑膜炎及跖趾关节腱鞘炎。类风湿关节炎患者很少有远端趾间关节受累。在少关节型和轻症类风湿关节炎患者，踝关节很少受累，但在重症进展性类风湿关节炎患者，踝关节病变则比较常见。

◆ 在类风湿关节炎早期，约20%~30%的患者伴环杓关节受累，该关节属可动滑膜关节，其活动可控制声带张力，从而影响发声，受累时可出现声音嘶哑或咽痛。在中、重症类风湿关节炎患者，环杓关节病变发生率可达54%。除环杓关节外，其他颈椎关节、胸椎及腰椎关节受累少见。

四、关节炎的检查与诊断

	是	否
1. 性别、年龄、籍贯、民族、职业等，常和某些关节炎的好发与否有着密切关系。	□	□
2. 风湿性关节炎的急性期发生于链球菌感染的当时。	□	□
3. 若患者在发病前 1 个月大多数时间有膝痛，且膝关节 X 线片示关节边缘骨赘，则该患者可诊断为膝关节骨性关节炎。	□	□
4. 若患者在发病前 1 个月大多数时间有膝痛，关节液检查符合骨性关节炎改变，晨僵少于 30 分钟，有骨摩擦声，则该患者可诊断为膝关节骨性关节炎。	□	□
5. 在风湿性关节炎患者的血培养中可以直接查到链球菌。	□	□
6. 关节疼痛是关节炎的一大症状。	□	□
7. 关节炎诊断中，骤发关节疼痛常见于类风湿关节炎，缓发关节疼痛则常见于痛风性关节炎。	□	□
8. 关节炎诊断中，大关节痛可见于类风湿关节炎，小关节痛则可见于风湿性关节炎。	□	□
9. 关节炎诊断中，损伤性关节炎、结核性关节炎多为多关节痛，类风湿关节炎多为单关节痛。	□	□
10. 关节炎诊断中，风湿性关节炎及痛风性关节炎患者的关节肿胀可持续几个月甚至几年，并伴有关节局部皮肤发红、发热，类风湿关节炎肿胀仅几天或几周。	□	□
11. 某患者有发热、心肌炎、心脏扩大等情况，则该患者可诊断为感染性关节炎。	□	□
12. 某患者有寒战、高热等情况，则该患者可诊断为风湿性关节炎。	□	□

续 表

	是	否
13. 类风湿关节炎、强直性脊柱炎、痛风等，在部分患者的家族中常有类似的病史。	□	□
14. 浮髌试验中，患者患腿的髌骨经松压后又浮起，则为阴性。	□	□
15. 浮髌试验中，患者患腿的髌上囊经挤压后，关节液会积聚于髌骨后方。	□	□
16. 关节检查扩胸试验中，胸廓的周径扩张度等于或小于2.5cm者，表示其扩张活动受限。	□	□

答案：

1. 是　2. 否　3. 是　4. 是　5. 否　6. 是　7. 否　8. 否　9. 否
10. 否　11. 否　12. 否　13. 是　14. 否　15. 是　16. 是

重点提示：

◆膝关节骨性关节炎的临床及放射学诊断标准为：①发病前1个月大多数时间有膝痛；②X线片示关节边缘骨赘；③关节液检查符合骨性关节炎改变；④年龄≥40岁；⑤晨僵少于30分钟；⑥有骨摩擦声。满足①②条或①③⑤⑥条或①④⑤⑥条者，可诊断为膝关节骨性关节炎。

◆在风湿性关节炎患者的血培养中不能直接查到链球菌，且风湿性关节炎急性期不是发生于链球菌感染的当时，而是发生于链球菌感染后的3~4周。这表明机体对链球菌有一个致敏期。

◆关节疼痛是关节炎的一大症状。关节局部出现疼痛时首先要区别疼痛是关节痛还是关节周围软组织痛，甚至还要区别疼痛是否与关节无关，疼痛的发生是骤发还是缓发，骤发常见于痛风，缓发则见于类风湿关节炎。其次要区别疼痛的部位是大关节还是小关节，大关节痛可见于风湿性关节炎，小关节痛可见于类风湿关节炎。最后要区别是多关节痛还是单关节痛，如类风湿关节炎多为对称性的多关节痛，痛风、银屑病关节炎为非对称性的关节痛，损伤性关节炎、结核性关节炎多为单关节痛。

◆诊断关节炎时，要区别关节痛是否伴有关节肿胀，并注意关节肿胀持续时间及关节局部皮肤有无发红、发热，如类风湿关节炎患者的关节肿胀可持续几个月甚至几年，而风湿性关节炎及痛风性关节炎患者的关节肿胀仅几天或几周，并伴有关节局部皮肤发红、发热。

◆诊断关节炎时，要注意患者有无全身症状，如风湿性关节炎患者可有发热、心肌炎、心脏扩大等情况；感染性关节炎患者则有寒战、高热等情况。

◆浮髌试验：使患者患腿膝关节伸直，放松股四头肌，检查者一手挤压患者的髌上囊，使关节液积聚于髌骨后方，另一手指轻压患者髌骨，如有浮动感觉，即能感到髌骨碰撞股骨髁的碰击声；松压后髌骨又浮起，则为阳性。

	是	否
17. 风湿性关节炎患者实验室检查的目的，是为了证实患者患病前是否有链球菌感染或反映患者是否有炎症存在、持续以及判断患者病情的严重程度，为患者诊断和治疗提供依据。	☐	☐
18. 血清溶血性链球菌抗体滴度降低，表示患者近期曾有溶血性链球菌感染。	☐	☐
19. 检测血清溶血性链球菌抗体时，抗链球菌溶血素 O（ASO）应用最广，一般 300 单位以上才有意义。	☐	☐
20. 血清溶血性链球菌抗体滴度增高可以用来诊断风湿性关节炎，其与疾病活动性和严重程度相关。	☐	☐
21. 贫血是判断风湿性关节炎严重程度和持续时间的有用指标。	☐	☐
22. 血沉是对判断风湿活动有益的非特异性指标，尤其对监测风湿"反跳"现象有帮助。	☐	☐
23. 在风湿性关节炎治疗期间若出现血沉降低，即可以认为风湿已得到控制。	☐	☐
24. 血沉与 C 反应蛋白对判断风湿活动及治疗效果有较大价值。	☐	☐
25. 某患者，实验室检查：疾病活动期血沉增快，疾病非活动期正常，疾病活动期 ASO 阴性，没有环形红斑，则该患者可以诊断为风湿性关节炎。	☐	☐
26. 风湿性关节炎患者 X 线检查可见受累关节仅有软组织肿胀，而无骨质改变。	☐	☐
27. 风湿性关节炎患者在缓解期或治愈后受累关节不会出现畸形。	☐	☐
28. 多数类风湿关节炎患者可伴有轻度贫血，以正细胞低血红蛋白性贫血较常见，多与疾病活动程度有关。	☐	☐
29. C 反应蛋白水平在类风湿关节炎活动期升高，在缓解期下降，有助于判断疾病的变化和治疗效果。	☐	☐
30. 类风湿关节炎患者在早期可出现 IgM、IgG 和 IgA 均增多，且免疫球蛋白水平的升高与该病的病程或阶段以及类风湿因子滴度有关。	☐	☐
31. 类风湿关节炎患者体内，与系统性红斑狼疮相似的抗核抗体为 IgG。	☐	☐
32. 类风湿关节炎患者的抗核抗体滴度一般高于系统性红斑狼疮患者。	☐	☐
33. 类风湿关节炎患者的滑液为呈混浊草黄色的浆液，其中约 50%~70% 为白细胞。	☐	☐
34. CT 与磁共振影像比 X 线所见更接近实际的关节炎病理改变。	☐	☐

答案：

17. 是　18. 否　19. 否　20. 否　21. 是　22. 是　23. 否　24. 是　25. 否
26. 是　27. 是　28. 是　29. 是　30. 否　31. 否　32. 否　33. 否　34. 是

重点提示：

◆ 血清溶血性链球菌抗体增高，表示近期曾有溶血性链球菌感染；结合临床表现、抗体滴度增高程度及持续时间，可帮助诊断。抗链球菌溶血素O（ASO）应用最广，一般500单位以上才有意义。如ASO不高，可做其他抗链球菌酶抗体如抗链球菌激酶抗体、抗透明质酸酶抗体、抗脱氧核糖核酸酶抗体及抗烟酰胺腺嘌呤二核苷酸激酶抗体等抗体检查。抗体滴度增高不能直接诊断为风湿性关节炎，只能为诊断提供线索，且其与疾病活动性和严重程度也不相关。

◆ 风湿性关节炎患者实验室检查可以反映炎症存在：①白细胞计数可轻至中度增高，其中中性粒细胞略高，还可有轻度贫血，贫血是判断风湿性关节炎严重程度和持续时间的有用指标；②风湿性关节炎时血沉增快，平均为110mm/h，血沉是对判断风湿活动有益的非特异性指标，尤其对监测风湿"反跳"现象有帮助；在治疗期间血沉降低，不能认为风湿已被控制，只有当治疗结束后数周血沉仍正常，才提示风湿活动中止；③C反应蛋白是炎症时血液中出现的一种蛋白质，急性风湿性关节炎时大部分患者C反应蛋白阳性；血沉与C反应蛋白对判断风湿活动及治疗效果有较大价值。

◆ 风湿性关节炎患者实验室检查中可见：活动期血沉一般多增快，非活动期正常；活动期ASO多阳性（1∶600单位以上），如ASO阴性（1∶400单位以下）则必须有环形红斑或结节性红斑，否则不能诊断为风湿性关节炎。

◆ 多数类风湿关节炎患者伴有轻度贫血，以正细胞低血红蛋白性贫血较常见，多与疾病活动程度有关。类风湿关节炎患者，铁储存正常，但其利用有缺陷，因此患者常有贫血。若患者服用抗类风湿关节炎药物而引起胃肠道出血，则更会引发贫血。

◆ 类风湿关节炎早期可出现IgM增加，以后IgG、IgA均可增多，但免疫球蛋白水平的升高与该病的病程或阶段以及类风湿因子滴度无关。总补体、补体C3水平在严重病例可下降。

◆ 在10%~20%类风湿关节炎患者体内，有与系统性红斑狼疮相似的抗核抗体。与系统性红斑狼疮患者不同的是，这些抗核抗体为 IgM，而在系统性红斑狼疮患者，其部分抗核抗体为 IgG。此外，类风湿关节炎患者的抗核抗体滴度一般低于系统性红斑狼疮患者。

◆ 类风湿关节炎患者的滑液为呈混浊草黄色的浆液，其白细胞计数为(2~7.5) ×10^9/L，其中约 50%~70% 为中性粒细胞。

	是	否
35. 关节功能分级标准中，Ⅱ级是指：关节有明显的活动受限，不能从事大多数职业或不能很好地照顾自己。	☐	☐
36. 患者若有银屑病皮损与指甲变化即可诊断为银屑病关节炎。	☐	☐
37. 诊断银屑病关节炎的 X 线标准："铅笔置于杯内"畸形，远节指骨消失，骨膜炎和骨性强直。	☐	☐
38. 患者临床表现为背部疼痛，僵硬，活动受限，病程在 4 周以上。那么该患者可诊断为银屑病关节炎。	☐	☐
39. 银屑病关节炎脊柱变化的 X 线标准：Ⅱ级单侧性骶髂关节炎或Ⅲ、Ⅳ级对称性骶髂关节炎。	☐	☐
40. 银屑病关节炎的类风湿因子中，IgM 及 IgA 水平可升高，IgG 水平可降低，约半数患者循环免疫复合物升高，以 IgM 型为主，HLA-B15 可阳性。	☐	☐
41. 系统性红斑狼疮性关节炎一般血液学检查可见：血清白蛋白增多、α_2-球蛋白和 γ-球蛋白水平降低，纤维蛋白原增加，血沉减慢。	☐	☐
42. 皮肤狼疮带试验（LBT）中可发现表皮与真皮交界线上只有 IgG 及补体的沉积，呈颗粒状或线状荧光带。	☐	☐
43. 尿酸盐结晶的发现是痛风确诊的依据。	☐	☐
44. 痛风性关节炎患者发作期血中白细胞增多，血沉增快，累及肾脏者可有蛋白尿、血尿、脓尿。	☐	☐
45. 关节腔穿刺检查对痛风性关节炎具有极其重要的诊断意义。	☐	☐
46. 痛风性关节炎早期 X 线检查可见局部骨质疏松、腐蚀或骨皮质断裂。	☐	☐
47. 抗环瓜氨酸肽抗体（抗 CCP 抗体）在风湿性关节炎的很早阶段即可出现阳性，并且具有很高的阳性预期值。	☐	☐
48. 同时检查抗角蛋白抗体与抗核周因子可提高对类风湿关节炎的诊断水平。	☐	☐
49. 在类风湿关节炎患者中经常可见巨幼细胞贫血，而且维生素 B_{12} 缺乏所致的巨幼细胞贫血较叶酸缺乏所致的巨幼细胞贫血更常见。	☐	☐

答案：

35. 否　36. 是　37. 是　38. 是　39. 否　40. 否　41. 否　42. 否　43. 是
44. 是　45. 是　46. 否　47. 是　48. 是　49. 否

重点提示：

◆ 关节功能分级标准：①Ⅰ级：功能状态完好，日常活动不受限制；②Ⅱ级：能从事正常活动，但有一个或多个关节活动受限或不适；③Ⅲ级：关节有明显的活动受限，不能从事大多数职业或不能很好地照顾自己；④Ⅳ级：丧失活动能力或被迫卧床或只能坐在轮椅上。

◆ 诊断银屑病关节炎的标准有：（1）银屑病皮损与指甲变化。（2）周围性关节炎：临床标准：①远端指间关节疼痛和软组织肿胀，关节活动障碍可有可无，病程超过4周；②周围其他关节有上述类似情况，不对称，病程4周以上；或出现整个手指肿胀，如香肠指；③对称性周围关节炎持续4周以上，无类风湿因子和皮下结节；X线标准："铅笔置于杯内"畸形，远节指骨消失，骨膜炎和骨性强直。（3）脊柱变化：临床标准：背部疼痛，僵硬，活动受限，病程4周以上；X线标准：Ⅱ级对称性骶髂关节炎或Ⅲ、Ⅳ级单侧性骶髂关节炎。只要具备上述（1）条、（2）条或（3）条中任何一项标准，即可诊断为银屑病关节炎。

◆ 银屑病关节炎的类风湿因子中，IgG及IgA水平可升高，IgM水平可降低，约半数患者循环免疫复合物升高，以IgA型为主，HLA-B27可阳性。

◆ 系统性红斑狼疮性关节炎一般血液学检查：可有贫血、白细胞总数少于4×10^9/L、血小板减少；血清白蛋白水平降低、α_2-球蛋白和γ-球蛋白增多，纤维蛋白原增加，血沉加速。

◆ 皮肤狼疮带试验（LBT）：活检取小块皮肤，用直接免疫荧光法观察可发现表皮与真皮交界线上有IgG、IgM、IgA及补体的沉积，呈颗粒状或线状荧光带。

◆ 抽取关节腔滑液检查对痛风性关节炎具有极其重要的诊断意义，痛风性关节炎可发现尿酸盐结晶。

◆ 痛风性关节炎早期X线检查仅有软组织肿胀，以后可见局部骨质疏松、腐蚀或骨皮质断裂，最后则可见关节附近的骨质出现穿凿样破坏，病变周边骨质密度正常或增生，界限清晰。

◆ 类风湿关节炎可合并有其他类型贫血，包括红细胞再生障碍性贫血、自身免疫性溶血性贫血，这些均与类风湿关节炎的免疫功能缺陷直接相关。偶尔可见巨幼细胞贫血，而且叶酸缺乏所致的巨幼细胞贫血较维生素B_{12}缺乏所致的巨幼细胞贫血更常见。

	是	否
50. 贫血、红细胞体积减小等均可减缓血沉，冷球蛋白血症可增快血沉。	□	□
51. 血沉快的患者，关节肿痛、晨僵等症状比较轻微，其他器官受损害的机会也较小。	□	□
52. ASO 在类风湿关节炎的检查中不作为常规项目。	□	□
53. 类风湿因子中，IgG 型及 IgA 型类风湿因子易于检测，IgM 型类风湿因子难于检出。	□	□
54. IgA 型及 IgM 型类风湿因子对类风湿关节炎诊断有较高的参考价值。	□	□
55. 类风湿因子阳性就是患了类风湿关节炎，类风湿因子阴性就可以排除类风湿关节炎。	□	□
56. 类风湿关节炎的 X 线检查常用正位和侧位摄片，也可进行 X 线放大摄影、软组织摄影、体层摄影和横断位摄影。	□	□
57. 对需要分辨关节间隙、椎间盘、椎管及椎间孔的类风湿关节炎患者可选用磁共振成像（MRI）检查。	□	□
58. MRI 检查在类风湿关节炎的应用价值在于对软组织的分辨能力高。	□	□
59. MRI 对于检查关节周围的软组织、肌腱、韧带损伤、半月板撕裂、缺血性骨坏死及新生物等均是理想的检查方法。	□	□
60. 能量多普勒超声比常规彩色 B 超在检查低流速血流和小血管方面更敏感。	□	□
61. 超声的优势包括非侵袭性、便携性、费用低和无电离辐射。	□	□
62. 伴或不伴造影剂的多普勒超声可检测滑膜供血情况，是一种潜在的评估类风湿关节滑膜炎活动性的检查方法。	□	□

答案：

50. 否　51. 否　52. 是　53. 否　54. 是　55. 否　56. 否　57. 否　58. 是

59. 是　60. 是　61. 是　62. 是

重点提示：

◆ 影响血沉的因素很多，在类风湿关节炎患者中带电荷的分子，如纤维蛋白原、α_2-巨球蛋白和 γ-球蛋白是使血沉增快的主要因素。此外，贫血、红细胞体积减小等均可使血沉增快，而冷球蛋白血症可减缓血沉。血沉是测试类风湿关节炎活动程度的比较可靠和最简单的方法，一般情况下，血沉增快的患者，关节肿痛、晨僵等症状也比较严重，其他器官受损害的机会也较多，疾病进展较快，预后较差。

◆ ASO 并不能像血沉、C 反应蛋白一样作为判断病情严重程度和衡量治疗效果的指标，因此，在类风湿关节炎的检查中不作为常规项目。

◆ 目前已知有 4 种类风湿因子，即 IgM 型、IgA 型、IgG 型、IgE 型。其中 IgM 型及 IgA 型类风湿因子易于检测，而 IgG 型类风湿因子难于检出，约有 50% 的 IgG 型类风湿因子可被漏检，是"隐匿性类风湿因子"的原因之一。IgA 型类风湿因子及 IgM 型类风湿因子对类风湿关节炎诊断有较高的参考价值。

◆ 类风湿因子阳性也可见于其他风湿性疾病、蛋白质代谢遗传异常以及有慢性抗原刺激的其他疾病。类风湿关节炎患者的子女，部分也可见到类风湿因子阳性，但他们并没有类风湿关节炎的表现。所以，类风湿因子阳性的患者，不一定是类风湿关节炎。另外，类风湿因子不但存在于类风湿关节炎患者的血液中，还存在于类风湿关节炎患者关节的滑液中。滑液中类风湿因子的阳性率比血清中的低，但有时滑液中类风湿因子为阳性的患者在血清检查时，类风湿因子又为阴性。所以，类风湿因子阴性不能排除类风湿关节炎。

◆ 类风湿关节炎的 X 线检查方法简单、经济，且具有良好的空间分辨率。常用正位和侧位摄片，也可进行 X 线放大摄影、软组织摄影和体层摄影，但不能做横断位摄影。X 线检查可以作为治疗后复查的基本检查，是判断疗效的重要方法。

◆ CT（计算机体层成像）检查的优点是对关节间隙的分辨能力优于 MRI（磁共振成像），对需要分辨关节间隙、椎间盘、椎管及椎间孔的类风湿关节炎患者可选用 CT 检查。

◆ 能量多普勒超声比常规彩色 B 超在检查低流速血流和小血管方面更敏感。微气泡超声造影剂可以增加多普勒信号强度，并可提高超声对少量、低速血流及深处血管的检测能力。

五、关节炎的自疗

（一）关节炎患者的自疗

	是	否
1. 银屑病关节炎的治疗应兼顾皮肤和关节两个方面，重视对关节损害的治疗。	□	□
2. 非甾体类抗炎药是治疗轻型银屑病关节炎最常用的药物。	□	□
3. 如果银屑病关节炎患者早期仅 1~2 个关节受累，可使用泼尼松等肾上腺皮质激素进行治疗。	□	□
4. 泼尼松等肾上腺皮质激素，对银屑病关节炎有明显疗效，尤其是对病情活动，伴有关节红肿、发热、血沉增快，一般治疗不能控制症状的患者。	□	□
5. 对于多关节进行性加重的银屑病关节炎患者，应及早应用醋酸曲安奈德、利美达松、得宝松等关节腔内注射。	□	□
6. 使用氯喹治疗银屑病关节炎期间，应定期检查眼底。	□	□
7. 孕妇及哺乳期妇女治疗银屑病关节炎时可以使用维 A 酸。	□	□
8. 维 A 酸的主要不良反应有皮肤黏膜干燥及口唇干裂，其还可引起肝功能异常及可逆性血清三酰甘油（也称甘油三酯）水平升高。	□	□
9. 弥漫性肾炎、中枢神经系统被累及、溶血性贫血及血小板减少性紫癜属于系统性红斑狼疮性关节炎的临床表现。	□	□
10. 关节炎、口腔溃疡、皮疹或胸膜炎是系统性红斑狼疮性关节炎严重的表现。	□	□
11. 系统性红斑狼疮性关节炎患者应按病情需要每隔 6 个月全面检查一次。	□	□
12. 系统性红斑狼疮性关节炎患者若仅有抗核抗体阳性而无临床表现可不治疗。	□	□
13. 所有系统性红斑狼疮性关节炎患者都要避免日光。	□	□
14. 系统性红斑狼疮性关节炎妇女在病情进展时可以怀孕。	□	□

答案:

 1. 否　　2. 是　　3. 否　　4. 是　　5. 否　　6. 是　　7. 否　　8. 是　　9. 否

10. 否　　11. 否　　12. 是　　13. 否　　14. 否

重点提示:

◆ 银屑病关节炎的治疗应兼顾皮肤和关节两方面，其治疗目的为抑制炎症，维持和改善关节功能。疾病早期和急性期应适当休息，给予精神安慰和鼓励，配合适当的理疗，可有助于减轻症状，继而可进行适当的关节功能和肌肉的锻炼。最后应重视对皮肤损害的治疗。

◆泼尼松等肾上腺皮质激素，对银屑病关节炎有明显疗效，尤其是对病情活动，伴有关节红肿、发热、血沉增快，而一般治疗不能控制症状的银屑病性关节炎患者。但由于在减药过程中患者病情可出现反复，长期应用不良反应较大，而且有些患者在停用激素后银屑病皮损会加重，甚至会形成红皮病。因此，选用激素治疗要慎重，一般不宜轻易使用。如果银屑病性关节炎患者早期仅 1~2 个关节受累，可用醋酸曲安奈德、利美达松、得宝松等关节腔内注射。对于多关节进行性加重的银屑病关节炎患者，应及早应用慢性药物治疗，如抗疟药、金制剂、柳氮磺吡啶、甲氨蝶呤等。

◆ 氯喹对银屑病关节炎有明确疗效，而且应用过程中引起银屑病皮肤损害加重的反应也不太明显，可以作为选择性用药。其主要的不良反应是会引起视网膜病变。因此，在服药期间，应定期检查眼底。

◆ 维 A 酸对银屑病关节炎有效，以芳香维甲酸效果较好。其主要不良反应有皮肤黏膜干燥及口唇干裂，其还可引起肝功能异常及可逆性血清三酰甘油（甘油三酯）水平升高。维 A 酸有致畸作用，孕妇及哺乳期妇女禁用。

◆ 一般说来，关节炎、口腔溃疡、皮疹或胸膜炎都属于系统性红斑狼疮性关节炎的临床表现；弥漫性肾炎、中枢神经系统被累及、溶血性贫血及血小板减少性紫癜是系统性红斑狼疮性关节炎严重的表现。

◆ 系统性红斑狼疮性关节炎患者不论病情活动或已缓解，都要长期定时随诊。按病情每隔 12 个月全面检查一次。长期处于缓解状态者可试停药。

◆ 不是所有系统性红斑狼疮性关节炎患者都要避免日光。对光过敏的患者占 40%。

◆ 系统性红斑狼疮性关节炎育龄妇女应积极避孕，应在病情稳定后再考虑妊娠，妊娠过程中及产后应密切观察，并进行相应的治疗。

	是	否
15. 对仅有疲劳、发热、皮疹、脱发、关节肿痛及浆膜炎而无心、肺、肾、中枢神经系统损害、血小板减少及溶血性贫血的系统性红斑狼疮患者可只用非甾体类抗炎药如阿司匹林、吲哚美辛及保泰松等药物治疗。	☐	☐
16. 氯喹是治疗盘状狼疮的主要药物。	☐	☐
17. 糖皮质激素是治疗系统性红斑狼疮的主要药物。	☐	☐
18. 泼尼松适用于急性暴发性狼疮、急性狼疮性肾炎、急性中枢神经系统狼疮以及系统性红斑狼疮合并急性自身免疫性贫血及血小板减少性紫癜患者。	☐	☐
19. 硫唑嘌呤、苯丁酸氮芥、长春新碱以及环孢素都属于糖皮质激素。	☐	☐
20. 免疫抑制剂常用药中，目前主张用长春新碱做冲击疗法。	☐	☐
21. 免疫抑制剂主要用于单用激素效果欠佳，激素减量后容易复发或长期大量使用激素有严重不良反应的系统性红斑狼疮患者。	☐	☐
22. 苦瓜、苦菜、马齿苋、丝瓜等食物具有清热解毒的功效，可以缓解关节局部发热、疼痛等。	☐	☐
23. 薏苡仁、豆腐、芹菜、山药、扁豆等食物具有健脾利湿的功效，可用于缓解肿胀。	☐	☐
24. 蛇类、虫类等活血通络祛风止痛的食物既可做菜，又可泡酒后饮用，可以缓解关节局部的红、肿、热、痛症状，还可防止病变向其他关节游窜，作用较强。	☐	☐
25. 冷敷法不仅适用于变形性膝关节病，也适用于慢性风湿性关节炎。	☐	☐
26. 关节炎患者只是感觉疼痛，而没有红肿和发热症状，也可以使用冷敷法。	☐	☐
27. 冷敷法只可以在疾病急性期使用。	☐	☐
28. 关节痛时应该避免走路、活动、深屈膝等。	☐	☐
29. 伸展收缩运动需要在膝部变暖的状态下进行。	☐	☐
30. 慢性风湿性关节炎患者膝关节出现红肿、发热等症状，则需要在装满热水的浴盆内做伸展收缩运动。	☐	☐

答案：

15. 是　16. 是　17. 是　18. 是　19. 否　20. 否　21. 是　22. 是　23. 是
24. 是　25. 是　26. 否　27. 否　28. 否　29. 是　30. 否

重点提示：

◆ 对仅有疲劳、发热、皮疹、脱发、关节肿痛及浆膜炎而无心、肺、肾、中枢神经系统损害、血小板减少及溶血性贫血的系统性红斑狼疮患者可不用激素和免疫抑制剂治疗，而可只用非甾体类抗炎药如阿司匹林、吲哚美辛及保泰松等药物治疗。

◆ 氯喹口服后主要积累于皮肤，对控制系统性红斑狼疮皮疹、光敏感和关节症状有效，是治疗盘状狼疮的主要药物。

◆ 糖皮质激素是最有力的抗炎药。尽管糖皮质激素长期治疗会有不少不良反应，但它仍是治疗系统性红斑狼疮的主要药物。急性活动性患者，特别是急性暴发性狼疮、急性狼疮性肾炎、急性中枢神经系统狼疮以及系统性红斑狼疮合并急性自身免疫性贫血及血小板减少性紫癜的患者，一般应用泼尼松治疗。

◆ 免疫抑制剂常用药有环磷酰胺、硫唑嘌呤、苯丁酸氮芥、长春新碱以及近年来开始应用的环孢素。本类药物主要用于单用激素效果欠佳，激素减量后容易复发或长期大量使用激素有严重不良反应的患者。目前主张用环磷酰胺做冲击疗法。环磷酰胺静脉冲击治疗能防止肾功能衰竭和纤维化。

◆ 当膝关节内部发生炎症，膝部会红肿、发热。这时冷敷患处可抑制炎症，消除炎症引起的疼痛。冷敷法不仅适用于变形性膝关节病，也适用于慢性风湿性关节炎。若膝关节没有红肿和发热症状，只是感觉疼痛，则不能使用冷敷法，此时冷敷反而会使膝关节疼痛加剧。肿痛、发热这些症状多出现在疾病的急性期。然而，即使不是急性期，若膝关节出现了红肿、发热也可冷敷。冷敷早晚各1次，每次30~60分钟，可根据自己的生活规律安排冷敷，白天活动的人可在疼痛频繁发作的早晨（开始活动）和活动结束后的晚上进行，也可在运动疗法结束后进行。

◆ 膝关节痛时患者往往会避免走路、活动、深屈膝等。这样一来，膝部周围的肌肉、软骨、韧带、骨骼就会逐渐萎缩。结果会造成疼痛加剧，肢体活动越来越痛苦。要摆脱这种恶性循环，首先应用药物疗法抑制疼痛，然后进行运动疗法排除疼痛的病因。膝部通过运动可使血液循环得到改善，新陈代谢会因此变得活跃起来，另外，肌肉也可得到加强。

◆ 伸展收缩运动需要在膝部变暖的状态下进行，否则会加重膝部的疼痛，因此，该运动需要在装满热水的浴盆内进行。若慢性风湿性关节炎患者膝关节出现红肿、发热等症状，则不能在浴盆内做伸展收缩运动，因为这样有可能会加重疼痛。待红肿、疼痛消失后，方可做该运动。

	是	否
31. 姜盐熨适宜于因受风、受寒、受湿引起的腰痛和四肢关节痛。	□	□
32. 关节炎患者局部存在急性静脉炎、淋巴管炎及各种皮肤病（如皮炎、湿疹、痤疮、局部化脓及感染等）时，可以适当地进行自我保健按摩。	□	□
33. 关节炎患者进行自我按摩时最好选用有病变的四肢。	□	□

答案：

31. 是　32. 否　33. 否

重点提示：

◆ 关节炎患者局部存在急性静脉炎、淋巴管炎及各种皮肤病（如皮炎、湿疹、痤疮、局部化脓及感染等）时，禁止自我保健按摩。

◆ 关节炎患者自我按摩时最好选用手及腕关节、肘关节等无病变的上肢。如果双上肢均有病变，自我按摩时一定要注意病变关节的活动幅度及活动量，不可过大，以防加重损伤。

（二）膝关节骨性关节炎的自疗

	是	否
1. 骨性关节炎患者若按常规剂量联合服用维生素 A、维生素 D、维生素 C 和维生素 E，对改善病情、缓解症状有益。	☐	☐
2. 维生素 A 和维生素 E 是骨细胞成熟和分化的必需成分，并参与骨发育和维持上皮组织的完整性。	☐	☐
3. 电疗对膝关节骨性关节炎引起的关节肿胀、积液、疼痛具有明显的消炎、消肿、镇痛作用。	☐	☐
4. 低频电疗主要起改善局部血液循环、促进渗出液吸收、降低组织张力、加快炎症产物分解和排除致痛物质的作用。	☐	☐
5. 中、高频电疗具有兴奋神经肌肉组织和镇痛的作用。	☐	☐
6. 超声波具有机械、温热和理化效应。	☐	☐
7. 超声波可使组织生热，且生热效应以脂肪和血液组织最为显著。	☐	☐
8. 超声波可用于治疗肌肉、肌腱和韧带的退行性病变，可改善它们的脱水状态，增强它们的弹性。	☐	☐
9. 超声波治疗膝关节骨性关节炎有软化组织、止痛、改善血液循环的作用。	☐	☐
10. 对于膝关节骨性关节炎患者而言，紫外线疗法与可见光疗法非常有效。	☐	☐
11. 红外线疗法主要以热辐射形式作用于人体，人体受热后可改善局部血液循环，促进水肿吸收，减轻疼痛，使组织得到修复。	☐	☐
12. 激光疗法具有消炎、镇痛、提高酶的活性、调节神经及免疫功能等作用。	☐	☐
13. 在膝关节骨性关节炎急性期内的患者可以在家自己进行热疗，以便缓解症状。	☐	☐
14. 冷疗对膝关节骨性关节炎慢性期炎症有着较好的治疗作用。	☐	☐
15. 在膝关节骨性关节炎急性期内，膝关节发热、肿胀、疼痛剧烈时，可采用冷疗。	☐	☐

答案：

1. 是　2. 否　3. 是　4. 否　5. 否　6. 是　7. 否　8. 是　9. 是　10. 否　11. 是　12. 是　13. 否　14. 否　15. 是

重点提示：

◆ 维生素 A、维生素 D、维生素 C 和维生素 E 有益于骨性关节炎的辅助治疗。维生素对骨的成熟和完整性起着重要作用。维生素 A 和维生素 D 是骨细胞成熟和分化的必需成分，并参与骨发育和维持上皮组织的完整性；而维生素 C 也与保持骨的完整性有关。这就是说，骨性关节炎患者若按常规剂量联合服用这 4 种维生素，对改善病情、缓解症状肯定有益。

◆ 电疗按电流频率可分为低频、中频和高频电疗。低频电疗主要起兴奋神经肌肉组织和镇痛作用；中、高频电疗具有改善局部血液循环、促进渗出液吸收、降低组织张力、加快炎症产物分解和排除致痛物质的作用。因此，电疗对膝关节骨性关节炎引起的关节肿胀、积液、疼痛具有明显的消炎、消肿、镇痛作用。

◆ 超声波可使组织生热，且生热效应以骨和结缔组织最为显著，脂肪与血液最不明显，生热效应可增快血液循环，加速代谢，改善局部组织营养，增强酶活性。超声波主要起改善血液循环和镇痛的作用。

◆ 超声波具有弥散作用，能改变膜的通透性，并可使体内凝胶转化为溶胶状态，可用于治疗肌肉、肌腱和韧带的退行性病变，可改善它们的脱水状态，增强它们的弹性。因此，超声波治疗膝关节骨性关节炎有软化组织、止痛、改善血液循环的作用。

◆ 光疗主要包括紫外线疗法、可见光疗法、红外线疗法和激光疗法。对于膝关节骨性关节炎患者，红外线疗法与激光疗法非常有效。红外线疗法主要以热辐射形式作用于人体，人体受热后可改善局部血液循环，促进水肿吸收，减轻疼痛，使组织得到修复。激光疗法不仅具有光疗的共性，又独具特点，它具有消炎、镇痛、提高酶的活性、调节神经及免疫功能等作用。

◆ 冷刺激是膝关节骨性关节炎出现疼痛的主要诱因，人的膝关节不耐寒，因此，膝关节骨性关节炎患者应该对膝关节进行局部保暖。热疗对于缓解疼痛十分有效。在膝关节骨性关节炎慢性期内的患者可以在家自己进行热疗，以便缓解症状。

◆ 冷疗可抑制炎症反应，促进局部组织血管收缩，抑制组织代谢，减少血管的炎性渗出和出血，缓解疼痛，对急性炎症有着较好的治疗作用。膝关节骨性关节炎患者进行冷疗，其局部反应表现为皮肤血管收缩，局部组织代谢功能减弱；细胞膜通透性改变，局部渗出减轻，可达到减缓炎症物质堆积的目的。

	是	否
16. 膝关节骨性关节炎患者在急性发作期应当进行适量运动，病情缓解后则需要适当休息。	☐	☐
17. 关节松动技术的操作速度比推拿速度快。	☐	☐
18. 膝关节骨性关节炎急性期关节肿胀、疼痛明显时，采用关节松动技术中的Ⅲ、Ⅳ级手法，主要可起到减轻疼痛的作用；慢性期伴有关节僵硬和关节周围组织粘连、挛缩时，采用关节松动技术中的Ⅰ、Ⅱ级手法，主要可起到松解粘连、牵伸挛缩组织的作用。	☐	☐
19. 膝关节骨性关节炎会导致膝关节本体感觉减退，从而影响人体平衡，患者易跌倒。	☐	☐
20. 常用湿冷毛巾敷在膝关节处，可消除膝关节肿胀。	☐	☐
21. 膝关节出现肿胀，可以使用有弹性的绷带在肿胀关节处进行缠绕加压。	☐	☐
22. 膝关节出现肿胀，可以将肿胀的关节在温水中浸泡10~20分钟。	☐	☐
23. 膝关节容易损伤就意味着不能运动。	☐	☐
24. 游泳、慢跑和骑自行车对于膝关节骨性关节炎患者来说是比较适宜的运动。	☐	☐
25. 控制膝关节骨性关节炎症状的药物主要包括硫酸软骨素、硫酸氨基葡萄糖等。	☐	☐
26. 改善膝关节骨性关节炎病情的药物主要包括对乙酰氨基酚、特异性COX-2抑制剂及传统非甾体类抗炎药等。	☐	☐
27. 硫酸软骨素是关节软骨的重要组成部分，口服硫酸软骨素能够有效缓解膝关节骨性关节炎慢性症状，提高关节功能。	☐	☐
28. 硫酸软骨素对膝关节骨性关节炎急性期效果好，主要作用于膝关节骨性关节炎急性期，只能短期服用。	☐	☐
29. 止痛药对膝关节骨性关节炎具有治疗作用。	☐	☐
30. 透明质酸钠、激素及生长抑素是治疗膝关节骨性关节炎的全身用药。	☐	☐
31. 关节内注射透明质酸钠对改善关节疼痛、僵直和提高关节功能有明显作用。	☐	☐
32. 对鸡肉或鸡蛋过敏的膝关节骨性关节炎患者可以使用透明质酸钠制剂。	☐	☐

答案:

16. 否　17. 否　18. 否　19. 是　20. 否　21. 是　22. 是　23. 否　24. 是
25. 否　26. 否　27. 是　28. 否　29. 否　30. 否　31. 是　32. 否

重点提示:

◆ 膝关节骨性关节炎患者急性发作期应当减少运动，甚至应停止运动，以减少对关节滑膜的刺激。病情缓解后则需要进行适量运动，否则关节的功能就会退化，长时间不运动还会导致关节僵硬、融合。

◆ 关节松动技术是治疗者在关节活动可允许范围内完成的一种针对性很强的手法操作技术，属被动运动范畴，其操作速度比推拿速度慢。膝关节骨性关节炎急性期关节肿胀、疼痛明显时，采用关节松动技术中的Ⅰ、Ⅱ级手法，主要可起到减轻疼痛的作用；慢性期伴有关节僵硬和关节周围组织粘连、挛缩时，采用关节松动技术中的Ⅲ、Ⅳ级手法，主要可起到松解粘连、牵伸挛缩组织的作用。

◆ 热敷可使关节局部温度升高，促进血液循环，能加快炎症消除、组织愈合。常用温热毛巾敷在关节处，可消除关节肿胀。

◆ 膝关节出现肿胀时，可以使用有弹性的绷带在肿胀关节处进行缠绕加压，这样可以促进关节内积液的吸收和淋巴的回流，有利于关节肿胀的消除。

◆ 膝关节出现肿胀时，将肿胀的关节在温水中浸泡10~20分钟，可以促进肿胀关节内积液的吸收，若在温水中加入中药，则可以更好地促进肿胀关节内积液的吸收，可达到消肿的目的。

◆ 膝关节容易损伤并不意味着不能运动，而是说要选择合适的运动方式，运动要循序渐进，运动量要适当。

◆ 治疗膝关节骨性关节炎的全身用药主要可分为控制症状药物和改善病情药物。①控制症状药物主要包括对乙酰氨基酚、特异性COX-2抑制剂及传统非甾体类抗炎药等；②改善病情药物主要包括硫酸软骨素、硫酸氨基葡萄糖等。硫酸软骨素是关节软骨的重要组成部分，口服硫酸软骨素能够有效缓解膝关节骨性关节炎慢性症状，提高关节功能。硫酸软骨素对膝关节骨性关节炎急性期效果差，主要作用于缓解期，可长期服用。

◆ 止痛药对膝关节骨性关节炎几乎没有治疗作用，若长期服用容易出现胃肠道等消化道不适。

◆ 治疗膝关节骨性关节炎的局部用药主要是关节腔注射用药，如透明质酸钠、激素及生长抑素等。关节内注射透明质酸钠对改善关节疼痛、僵直和提高关节功能有明显作用。透明质酸钠相关制剂是从鸡冠中提取并纯化而成的，故对鸡肉或鸡蛋过敏者禁用。

	是	否
33. 生长抑素应用于关节腔后可作用于不同种类的细胞和组织，具有抑制滑膜细胞、淋巴细胞的增殖及抑制单核细胞的活化和趋化等作用。	□	□
34. 封闭治疗主要起抗炎和镇痛的作用。	□	□
35. 长期使用吲哚美辛会对关节软骨修复起抑制作用，还可降低氨基葡萄糖类药物或注射用透明质酸类药物的疗效，甚至会加重骨性关节炎的病理进展。	□	□
36. 糖皮质激素是疗效较好的消炎药物，特别适用于膝关节骨性关节炎伴有大量积液者。	□	□
37. 糖皮质激素治疗不会产生任何不良反应，可以经常使用。	□	□
38. 膝关节骨性关节炎在中医治疗用药上可辨证选取补肾填髓、散寒通络、活血化瘀、清热除痹的方剂。	□	□
39. 中药敷贴治疗膝关节骨性关节炎可直达患病部位，局部药物浓度高，形成的巨大药物离子堆可聚集于患处，起效迅速、药力强劲、药效持久。	□	□
40. 膝关节骨性关节炎急性期滑膜损伤、瘀血积滞者，可用三七粉等口服。	□	□
41. 中药敷贴治疗膝关节骨性关节炎是目前临床上中医治疗膝关节骨性关节炎的主要方法。	□	□
42. 针灸可在一定程度上降低神经末梢的兴奋性，改善局部血液循环障碍及缺氧状态，还可改善炎症所致的水肿和粘连，并具有很好的镇痛作用。	□	□
43. 膝关节局部红、肿、热、痛明显的患者可以行艾灸和中药熏洗治疗。	□	□
44. 经关节镜行关节清理术，是治疗膝关节骨性关节炎的有效手段。	□	□
45. 经关节镜行关节清理术适用于 40 岁以下、关节肿胀和疼痛、关节边缘骨赘比较明显、关节内有游离体、非手术治疗效果不佳者。	□	□
46. 膝关节单腔骨关节病者适合采取截骨术。	□	□
47. 人工关节置换术以肘关节及踝关节置换最为普遍。	□	□
48. 人工膝关节置换术适用于严重的骨性关节炎、强直性脊柱炎、类风湿关节炎等疾病所致的膝关节破坏、膝内翻或外翻或屈曲挛缩畸形等。	□	□

答案：

33. 是　34. 是　35. 是　36. 是　37. 否　38. 是　39. 是　40. 是　41. 否
42. 是　43. 否　44. 是　45. 否　46. 是　47. 否　48. 是

重点提示：

◆ 封闭治疗是一种简单、安全、疗效可靠的缓解膝关节骨性关节炎患者关节疼痛或不适的治疗方法，其主要起抗炎和镇痛的作用。封闭治疗使用的药物能够改善毛细血管的通透性，抑制炎症反应，减轻致病因子对机体的损害。

◆ 治疗膝关节骨性关节炎的常规用药是非甾体抗炎药。非甾体抗炎药可通过抑制环氧化酶的作用，抑制前列腺素的合成，从而达到抗炎镇痛的目的。但长期使用某些非甾体抗炎药（如吲哚美辛等），会对关节软骨修复起抑制作用，还会降低氨基葡萄糖类药物或注射用透明质酸类药物的疗效，甚至会加重骨性关节炎的病理进展。

◆ 糖皮质激素是疗效较好的消炎药物，特别适用于膝关节骨性关节炎伴有大量积液者，若配合透明质酸钠治疗效果会更好。同时，糖皮质激素治疗也会产生多种不良反应，如关节感染、抑制软骨细胞合成蛋白多糖、加速关节软骨退行性变和诱发多种疾病（如糖尿病、痛风）等。所以长期反复在关节内应用糖皮质激素治疗可损害关节软骨，不宜多用。

◆ 膝关节骨性关节炎以肝肾气血亏虚为本，夹杂各种邪实兼证为多。治疗用药上可辨证选取补肾填髓、散寒通络、活血化瘀、清热除痹的方剂。

◆ 膝关节骨性关节炎急性期滑膜损伤、瘀血积滞者，治以散瘀、生新、消肿为主，可用三七粉等口服。

◆ 针灸治疗膝关节骨性关节炎的疗效显著，是目前临床上中医治疗膝关节骨性关节炎的主要方法。

◆ 膝关节局部红、肿、热、痛明显属于膝关节骨性关节炎急性期时的症状，均不适合行艾灸和中药熏洗治疗，以防加重病情。

◆ 经关节镜行关节清理术，是治疗膝关节骨性关节炎的有效手段。该手术结果优良率为65%~75%，适用于40岁以上、关节肿胀和疼痛、关节边缘骨赘比较明显、关节内有游离体、非手术治疗效果不佳者。

◆ 截骨术适用于膝关节单腔骨关节病者；一侧负荷过重而另一侧完好，或者膝内翻、膝外翻畸形者；关节负重力线不正者；负荷分布异常者。

◆ 目前，人工关节置换术已应用于治疗肩关节、肘关节、腕关节、指间关节、髋关节、膝关节及踝关节等部位疾病，但以人工髋关节及膝关节置换最为普遍。

	是	否
49. 膝关节有活动性感染、结核或伴有肌肉及神经功能严重障碍者，可以行人工膝关节置换术。	☐	☐
50. 人工膝关节置换术的最佳年龄应是 40~50 岁。	☐	☐
51. 人工膝关节置换术手术后 3 个月可以游泳、骑脚踏车，并可恢复正常生活。	☐	☐

答案：

49. 否　50. 否　51. 否

重点提示：

◆ 膝关节有活动性感染、结核或伴有肌肉及神经功能严重障碍者，不适于行人工膝关节置换术。

◆ 人工膝关节置换术的最佳年龄应是 60~70 岁，随着人工膝关节技术的不断发展、手术技术的提高及人类平均寿命的延长，人工膝关节置换术的最佳年龄范围有扩大的趋势。

◆ 人工膝关节置换术手术后 6 个月可以游泳、骑脚踏车，并可恢复正常生活。

（三）风湿性关节炎的自疗

	是	否
1. 风湿性关节炎的治疗原则是控制症状，消除炎症，预防"反跳"，保护心脏，防止形成慢性风湿性心脏病。	☐	☐
2. 风湿性关节炎急性期应卧床休息，并注意保暖及防寒。通常需卧床至所有临床症状消失，血沉、白细胞恢复正常，贫血改善。	☐	☐
3. 诊断确立为风湿性关节炎后，应立即口服红霉素，成人0.25g，每日4次，共10~14日，儿童每日40mg/kg。	☐	☐
4. 目前主张通过持续的抗链球菌措施来预防风湿性关节炎复发，在风湿性关节炎末次发作后应该至少用药3年。	☐	☐
5. 18岁以下曾经患过风湿性关节炎的患者，应看情况进行预防性用药。	☐	☐
6. 对患有风湿性心脏病者，均应给予预防用药。	☐	☐
7. 对经常受链球菌感染者，也应给予预防用药。	☐	☐
8. 对风湿性关节炎患者进行预防性用药的方法是：每月肌内注射苄星青霉素，儿童60万单位，成人120万单位。	☐	☐
9. 对风湿性关节炎患者进行预防性用药时，口服用药效果比肌内用药效果满意。	☐	☐
10. 风湿性关节炎中、重度且无心脏炎者，宜用止痛药如可待因或少量阿司匹林治疗。	☐	☐
11. 口服阿司匹林半小时后进食牛奶，或阿司匹林与氢氧化铝、硫酸铝、碳酸氢钠同服，可减轻胃部刺激症状。	☐	☐
12. 对风湿性关节炎轻型心脏炎患者首选氯芬那酸进行治疗。	☐	☐
13. 热邪偏盛型风湿性关节炎治疗宜清化湿热，疏风通络。	☐	☐
14. 艾灸有镇痛作用，对于风湿性关节炎所致的腰腿痛，镇痛效果大多显著。	☐	☐
15. 风湿性关节炎患者可以进行太极拳练习。	☐	☐
16. 拔罐治疗腰以下部位及上肢关节炎时宜取大椎、身柱、风门、心俞和膈俞等穴位。	☐	☐

答案：

1. 是 2. 是 3. 否 4. 否 5. 否 6. 是 7. 是 8. 是 9. 否
10. 否 11. 否 12. 否 13. 否 14. 是 15. 是 16. 是

重点提示：

◆ 链球菌感染诊断确立后应立即给予青霉素80万~160万单位，每日2次，肌内注射，共10日；或口服青霉素V钾25万单位，每日3~4次，共10日。对青霉素过敏者，可口服红霉素，儿童每日40mg/kg，分3~4次服用，成人0.25g，每日4次，共10~14日；或使用克林霉素0.3g，每日2次，共10日。目前主张通过持续的抗链球菌措施来预防风湿性关节炎复发，在风湿性关节炎末次发作后应该至少用药5年；18岁以下曾经患过风湿性关节炎的患者，应全部进行预防性用药，对患有风湿性心脏病者，均应给予预防用药，对经常受链球菌感染者，也应预防性用药。预防的方法是：每月肌内注射苄星青霉素，儿童60万单位，成人120万单位。口服用药效果不如肌内用药效果满意。

◆ 轻度关节炎或关节痛而无心脏炎者，可用止痛药如可待因或少量阿司匹林治疗。中、重度关节炎且无心脏炎，宜用足量阿司匹林治疗。阿司匹林有抗感染、退热、镇痛等作用。

◆ 口服阿司匹林半小时后进食牛奶，或阿司匹林与氢氧化铝、硫酸铝同服，可减轻胃部刺激症状，但阿司匹林不能与碳酸氢钠同用，因为碳酸氢钠可降低阿司匹林的疗效。

◆ 轻型心脏炎者首选阿司匹林治疗。用阿司匹林8周以上再逐渐停药，很少会引起"反跳"现象，且不良反应比激素轻。对中、重度心脏炎或用阿司匹林无效者，可应用激素，激素抑制急性炎症疗效较好，能迅速退热，减轻疼痛，缓解滑囊症状或减少心包渗液，改善房室传导。阿司匹林与激素均不能改变风湿性疾病的病理过程和防止心瓣膜病发生。

◆ 热邪偏盛型风湿性关节炎表现为：关节红肿灼热、疼痛剧烈、活动不便，全身发热、恶风、多汗，口渴喜冷饮，烦闷不安，小便黄赤，舌苔黄燥、脉数。治疗宜清热解毒，疏风祛邪。湿热蕴蒸型风湿性关节炎表现为：关节红肿、疼痛，身热不扬，头胀痛如裹，口渴不欲饮，多汗，舌苔黄腻，脉滑数或濡数。治疗宜清化湿热，疏风通络。

◆ 风湿性关节炎是以关节疼痛、肿胀和屈伸不利等为主要特征的一类疾病。太极拳是传统健身法中以动为特点的运动，它行云流水、连绵不断的动作对人体有多方面的医疗保健作用。这些动作对关节活动起着支持作用，可促进病变关节痊愈，防止关节发生病变。

	是	否
17. 拔罐治疗腰以下部位及下肢关节炎时宜取脾俞、三焦俞和大肠俞等穴位。	□	□
18. 刺络拔罐法适用于慢性风湿性关节炎。	□	□
19. 使用针罐法治疗风湿性关节炎时，主穴取大椎，游走性疼痛在上肢者配肩贞、肩髎、肩髃；在躯干者配命门、肾俞（双）；在下肢者配委中、承山。	□	□
20. 使用针罐法治疗风湿性关节炎时，大椎穴拔完罐后，再进行针刺。	□	□
21. 菖蒲、小茴香各60g，食盐500g，同炒热，布包，烫患处。适用于肢体关节冷痛，遇寒痛增，得热痛减者。	□	□
22. 桃仁、白芥子各6g研细末，用适量蛋清调成糊状，外敷关节痛处，3~4小时可止痛。但应注意不可久敷。	□	□
23. 针刺治疗风湿性关节炎时，以28号毫针5~6寸及电针机，用捻转泻法，重刺激，留针20~30分钟，5~10分钟行针1次。	□	□
24. 针刺治疗风湿性关节炎时，电针用连续波20~30分钟，刺激强度以能耐受为度，5次为1疗程。	□	□
25. 艾条回旋灸适用于慢性顽固性病症的治疗。	□	□
26. 艾炷灸适用于风湿痹症和一些皮肤病的治疗。	□	□
27. 柳枝30~60g，用水煎服，可以用于治疗慢性风湿性关节炎。	□	□
28. 鸡血藤、海风藤、桂枝各15g，用水煎服，可以用于治疗急性风湿性关节炎。	□	□
29. 豨莶草、臭梧桐各15g，用水煎服，可以用于治疗急性风湿性关节炎。	□	□
30. 金银花、菊花茶适用于风湿性关节炎患者关节疼痛、发热、发红。	□	□
31. 玄参麦冬茶可用于风湿性关节炎老年患者由于气阴两虚而夜寐不安、多汗。	□	□
32. 风湿性关节炎患者有热性疼痛，在发热期间及妊娠时可以服用川乌粥。	□	□
33. 川乌粥可以与半夏、瓜蒌、贝母、白及、白蔹等中药同服。	□	□

答案:

17. 是　18. 否　19. 是　20. 否　21. 是　22. 是　23. 是　24. 否　25. 否
26. 否　27. 否　28. 否　29. 否　30. 是　31. 否　32. 否　33. 否

重点提示:

◆ 刺络拔罐法: 取病变关节附近穴位, 常规消毒后, 用皮肤针叩刺, 然后进行拔罐, 使拔罐后皮肉出现红晕或少量血液。该方法适用于急性风湿性关节炎。

◆ 针罐法: 主穴取大椎, 游走性疼痛在上肢者配肩贞、肩髎、肩髃; 在躯干者配命门、肾俞 (双); 在下肢者配委中、承山。大椎穴只拔罐, 不针刺。配穴针刺得气后用闪火法, 将针扣留在火罐内, 留针、罐 15~20 分钟。每周 3 次, 10 次为 1 疗程。

◆ 针刺治疗风湿性关节炎: 取穴: ①膝眼、鹤顶、膝阳关、曲泉、委中; ②梁丘、血海、阴陵泉、阳陵泉; ③足三里、三阴交、昆仑、照海。方法: 每次取①~③组的穴位针刺, 隔日 1 次, 交替取穴。以 28 号毫针 5~6 寸及电针机, 用捻转泻法, 重刺激, 留针 20~30 分钟, 5~10 分钟行针 1 次。电针用疏密波 20~30 分钟, 刺激强度以能耐受为度, 10 次为 1 疗程。

◆ 灸法: ①艾条回旋灸: 点燃艾条, 在穴位上往复回旋熏烤, 火头距离皮肤 2~3cm, 每穴可灸 15~30 分钟, 每次选 4~5 穴, 隔日 1 次。适用于风湿痹症和一些皮肤病。②艾炷灸: 在穴位上涂大蒜汁, 以粘住艾炷, 选用标准大中艾炷施灸, 可吹火使艾炷燃烧加快, 穴下产生强烈刺激感时即去除艾炷。一般灸 3~10 壮, 适用于慢性顽固性病症。

◆ 柳枝 30~60g, 用水煎服可以用于治疗急性风湿性关节炎。

◆ 鸡血藤、海风藤、桂枝各 15g, 用水煎服, 可以用于治疗慢性风湿性关节炎; 豨莶草、臭梧桐各 15g, 用水煎服, 可以用于治疗慢性风湿性关节炎。

◆ 金银花、菊花茶: 茶叶 5g 研末, 金银花 10g, 菊花 6g, 开水冲泡, 每日多次饮用。可用于治疗患者关节疼痛、发热、发红。

◆ 玄参麦冬茶: 玄参 10g, 麦冬 10g, 与茶叶少许和匀, 开水泡 10 分钟后, 饮用。可用于治疗老年性风湿性关节炎患者口干、心烦。

◆ 芪参茶: 黄芪 10g, 西洋参 5g, 切成薄片, 与茶叶混匀后, 开水冲泡 10 分钟即可饮用。每日 1 剂, 可饮 6~8 次。适用于风湿性关节炎老年患者由于气阴两虚而夜寐不安、多汗。

◆ 川乌粥：川乌5g，粳米30g，姜汁10滴，蜂蜜适量。将川乌捣碎研为极细末，粳米煮粥，沸后加入川乌末改小火慢煎，熟后加入生姜汁及蜂蜜搅匀，稍煮一二沸即可。宜温服。患者有热性疼痛，在发热期间及孕妇忌服。本方不可与半夏、瓜蒌、贝母、白芨、白蔹等中药同服。本方具有祛寒止痛的功效，适宜于风湿性关节炎。

（四）类风湿关节炎的自疗

	是	否
1. 治疗类风湿关节炎的主要原则是通过综合治疗措施，控制炎症，缓解症状，保护关节功能，降低关节畸形率，使患者免于残疾，恢复正常生活。	□	□
2. 治疗类风湿关节炎的一线药物是缓解病情药物和细胞毒药物。	□	□
3. 治疗类风湿关节炎的一线药物，使用小剂量就可以起到抗炎的作用。	□	□
4. 治疗类风湿关节炎的一线药物的不良反应以胃肠道症状为主要表现。	□	□
5. 治疗类风湿关节炎的二线药物中，抗疟药、甲氨蝶呤、环磷酰胺、环孢素、硫唑嘌呤等属于缓解病情药物。	□	□
6. 治疗类风湿关节炎的二线药物中，金制剂、青霉胺、柳氮磺吡啶和雷公藤属于细胞毒药物。	□	□
7. 在类风湿关节炎患者尚未发生骨侵蚀或关节破坏时，及早使用二线药物可以减缓骨病变的加重，所以主张早期使用这类药物。	□	□
8. 氯化铵、大量维生素 C、硫酸软骨素、二巯丙醇等药物可促进氯喹排泻。	□	□
9. 金制剂可以作为对类风湿关节炎维持治疗的药物。	□	□
10. 使用青霉胺时，需要做青霉素皮肤试验。	□	□
11. 服用青霉胺期间应定期检查血常规和肾功能，老年人及肾功能不全者慎用。	□	□
12. 柳氮磺吡啶有直接的抗炎作用，严重的不良反应较少，治疗类风湿性关节炎疗效显著，早期应用对于早期控制病程进展比较有益。	□	□
13. 口服甲氨蝶呤 24 小时后，口服 2.5~5.0mg 的亚叶酸，可减少不良反应，而药物疗效不受影响。	□	□
14. 肾功能下降和血压升高是环孢素减小剂量甚至停药的指征。	□	□
15. 环孢素对关节晨僵、疼痛、肿胀、握力有改善作用。	□	□
16. 雷公藤引起的不良反应均为不可逆性损害。	□	□
17. 治疗类风湿关节炎的药物中，阿司匹林与萘普生可以合用，吲哚美辛与阿司匹林也可以合用。	□	□

答案:

　1. 是　　2. 否　　3. 否　　4. 是　　5. 否　　6. 否　　7. 是　　8. 是　　9. 是
10. 否　11. 是　12. 否　13. 是　14. 是　15. 是　16. 否　17. 否

重点提示:

◆ 治疗类风湿关节炎的一线药物是非甾体类抗炎药（NSAIDs）；二线药物是缓解病情药物（DMARDs）和细胞毒药物；三类药物是糖皮质激素（肾上腺皮质激素）。

◆ 治疗类风湿关节炎的一线药物主要是起消炎镇痛作用，起效较快，一般小剂量即可退热止痛，较大剂量则有抗炎作用。此类药物的不良反应相似，以胃肠道症状为主要表现。但这类药物对于病情的进展没有影响。

◆ 治疗类风湿关节炎的二线药物包括缓解病情药物（DMARDs）和细胞毒药物。缓解病情药物包括抗疟药、金制剂、青霉胺、柳氮磺吡啶和雷公藤等；细胞毒药物有甲氨蝶呤、环磷酰胺、环孢素、硫唑嘌呤等。在患者尚未发生骨侵蚀或关节破坏时，及早使用本类药物可以减缓骨病变的加重，所以主张早期使用这类药物。

◆ 金制剂可以有效地缓解类风湿关节炎患者的病情，可使关节疼痛及晨僵症状有所好转，还可使血沉减慢，血清类风湿因子及 C 反应蛋白含量降低，故主张以金制剂作为对类风湿关节炎维持治疗的一种药物。

◆ 青霉胺可使关节症状缓解，血沉减慢及 C 反应蛋白浓度降低，还可使类风湿因子转为阴性。青霉胺与青霉素无交叉过敏反应，故不必做青霉素皮肤试验。青霉胺不良反应较多，剂量大时更明显，有恶心、呕吐、口腔溃疡、味觉丧失、肾损害、白细胞或血小板减少、贫血等不良反应。服药期间应定期检查血常规和肾功能，老年人及肾功能不全者慎用。

◆ 甲氨蝶呤（MTX）可引起细胞内叶酸缺乏，使核蛋白合成减少，因而可抑制细胞增殖和复制，有直接的抗炎作用，MTX 严重的不良反应较少，治疗类风湿性关节炎疗效显著，早期应用对于早期控制病程进展比较有益。

◆ 雷公藤有抗炎及免疫抑制作用，起效快（平均 7~15 日），其不良反应有腹泻、皮疹、口腔炎、色素沉着、白细胞和血小板减少等，但均为可逆性损害，减量或停药后对症处理一般可恢复。

◆ 治疗类风湿关节炎的非激素类药物不主张联合应用，因大多数非激素类药物相互间有拮抗作用，如阿司匹林与萘普生合用，会使后者在血液中的浓度降低；吲哚美辛与阿司匹林合用，可降低阿司匹林的抗感染效果。

	是	否
18. 治疗类风湿关节炎应首先选用吲哚美辛。	☐	☐
19. 温热疗法对慢性类风湿关节炎的炎症可起到消除的作用，对急性炎症也可使用。	☐	☐
20. 冷疗对急性炎症期类风湿关节炎或肿胀厉害的关节的疗效较为理想，它具有一定的麻醉作用，可减少组织液渗出。	☐	☐
21. 低频脉冲电疗法治疗废用性肌萎缩效果较好。	☐	☐
22. 急性期类风湿关节炎症状经药物治疗基本控制后，可行病变关节的滑膜切除术，同时，行关节清理术。	☐	☐
23. 对关节畸形的类风湿关节炎晚期患者，可根据不同情况，选择关节周围挛缩软组织的松解、截骨矫形、关节成形或关节融合等手术。	☐	☐
24. 治疗类风湿关节炎贫血需要常规补充铁剂。	☐	☐
25. 中医学将类风湿关节炎归为痹症，并分为风痹、寒痹、湿痹、热痹4型。	☐	☐
26. 类风湿关节炎风痹宜食用胡椒、干姜；寒痹宜食用姜、葱；湿痹宜食用冬瓜、丝瓜、绿豆芽；热痹宜食用薏苡仁、山药。	☐	☐
27. 类风湿关节炎患者最好在早晚进行运动。	☐	☐
28. 类风湿关节炎处于急性期，关节红肿热痛时不应锻炼。	☐	☐
29. 类风湿关节炎患者如果已经开始了运动，应尽量减少对负重关节（如髋关节、膝关节、踝关节和脊柱部的关节）的压力，跳绳、举重这样的活动应尽量避免。	☐	☐
30. 类风湿关节炎患者如果正处于疾病的活动期，关节肿胀明显，则不要按摩或热敷，在床上多次充分屈伸病变关节即可。	☐	☐
31. 类风湿关节炎患者在活动前尽量不要服用止痛药，以免活动过量损伤关节而不知道。	☐	☐
32. 对于类风湿关节炎患者来说，劳动也应算在运动量之内。	☐	☐
33. 类风湿关节炎患者不论病变关节在上肢还是下肢，只要是病变较重的关节，均可加用擦法和热敷，它们对提高疗效有一定帮助。	☐	☐
34. 用示指关节点按甲状旁腺、脾、盲肠、阑尾各30~50次可以治疗类风湿关节炎。	☐	☐

答案：

18. 否 19. 否 20. 是 21. 是 22. 否 23. 是 24. 否 25. 是 26. 否

27. 是 28. 否 29. 是 30. 是 31. 是 32. 是 33. 是 34. 是

重点提示：

◆ 治疗类风湿关节炎时，应首先选用水杨酸制剂或丙酸类衍生物，而吲哚美辛毒性较大，仅适用于重症或其他药物治疗无效者。

◆ 治疗类风湿关节炎时，使用温热疗法的目的在于镇痛，消除肌肉痉挛，增大软组织伸展性以利于关节活动，扩张毛细血管，改善局部血液循环。该疗法对慢性炎症可起到消除的作用，对急性炎症不可使用。

◆ 低频脉冲电疗法有止痛及促进局部血液循环的作用，对废用性肌萎缩效果较好。

◆ 类风湿关节炎急性期关节炎症状经药物治疗基本控制后，可行病变关节的滑膜切除术，以去除或破坏类风湿炎症物质的基础或形成场所，从而终止滑膜局部免疫反应，防止骨破坏，改善关节功能。对中晚期病变关节，在切除滑膜的同时，行关节清理术，清除全部慢性炎症组织，切除剥脱或浮动的关节软骨，去除阻碍关节活动的骨刺或骨嵴。对关节畸形的晚期患者，可根据不同情况，选择关节周围挛缩软组织的松解、截骨矫形、关节成形或关节融合等手术。

◆ 类风湿关节炎贫血的治疗依赖于有效地治疗类风湿关节炎。由于类风湿关节炎贫血往往不太严重，而且不进展，极少需要输血。类风湿关节炎贫血一般对铁剂、叶酸和维生素 B_{12} 反应不好，除非有证据表明其属于缺铁性贫血，一般不主张常规补充铁剂，因为大剂量铁剂会使关节症状加重。

◆ 中医学将类风湿关节炎归为痹症，并分为风痹、寒痹、湿痹、热痹4型。根据不同的类型选择不同的食物。一般说来，风痹宜食用姜、葱等；寒痹宜食用胡椒、干姜等；湿痹宜食用薏苡仁、山药等；热痹宜食用冬瓜、丝瓜、绿豆芽等。

◆ 类风湿关节炎患者最好在早晚进行运动，因早晚空气较清新，也有利于休息。有人认为类风湿关节炎处于急性期，关节红肿热痛时不应锻炼。这种想法是错误的。急性期类风湿关节炎患者锻炼时运动量相对可以少一些，但绝不能以此为借口而放弃锻炼。

	是	否
35. 在家庭进行磁疗，最常用的是磁盘贴敷法。	☐	☐
36. 刮痧治疗类风湿关节炎时，风痹加刮关元，寒痹加刮血海，湿痹加刮大椎，热痹加刮足三里、曲池。	☐	☐
37. 如果类风湿关节炎患者的关节正处于肿痛灼热之中，感觉就像泼了辣椒水一样，或伴有发热时，冷冻疗法对患者来说是最合适的。	☐	☐
38. 冷冻疗法临床常用的致冷原有冷水、冰块、氯乙烷等。	☐	☐
39. 在类风湿关节炎的康复治疗中，常用的主要有红外线疗法、紫外线疗法和激光疗法等。	☐	☐
40. 紫外线疗法的主要生物学效应为温热效应，故又称为热辐射。	☐	☐
41. 红外线疗法常在类风湿关节炎急性炎症期应用。	☐	☐
42. 紫外线常用于类风湿关节炎的康复治疗。	☐	☐
43. 在类风湿关节炎的急性期，可选择红斑量紫外线照射病变关节局部。	☐	☐
44. 日光疗法对类风湿关节炎风寒湿痹具有一定的康复治疗作用。	☐	☐
45. 实施日光疗法，最好能在江湖海滨或有专门设施的日光浴场中进行。	☐	☐
46. 春夏秋三季日光疗法一般以中午 11~13 时为宜，冬季以上午 9~12 时为宜。	☐	☐
47. 实施日光疗法时，若气温低于 25℃，风速超过每秒钟 3m，则不宜在室外进行照射。	☐	☐
48. 磁疗方法简单，无痛苦，无损伤，安全可靠，是类风湿关节炎患者家庭康复的一种理想的治疗方法。	☐	☐
49. 石蜡疗法对急性期的类风湿关节炎具有良好的治疗作用。	☐	☐
50. 石蜡疗法以应用于腕关节、指间关节、肘关节、膝关节、踝关节、髋关节的病变最为广泛。	☐	☐
51. 石蜡疗法中，可以直接加热熔化石蜡。	☐	☐

答案:

35. 是　36. 否　37. 是　38. 是　39. 是　40. 否　41. 否　42. 是　43. 是
44. 是　45. 是　46. 否　47. 否　48. 是　49. 否　50. 否　51. 否

重点提示:

◆ 磁疗方法简单, 无痛苦, 无损伤, 安全可靠, 是类风湿关节炎患者家庭康复的一种理想的治疗方法。磁疗的种类很多, 如直流电磁疗法、磁针法、磁电法、旋转磁疗法、交变磁疗法等。在家庭进行磁疗, 最常用的是磁盘贴敷法。这种方法最容易掌握, 只要选择合适的磁场强度的磁盘, 用胶布固定在治疗部位或一定的穴位上即可。

◆ 刮痧可用于治疗类风湿关节炎, 局部刮治可增强关节的血液循环, 促进病邪向外排出, 达到有效治疗类风湿关节炎的目的。风痹加刮血海, 意在血行风自灭; 寒痹加刮关元, 以振奋阳气, 祛除寒邪; 湿痹加刮足三里, 旨在健脾祛湿; 热痹加刮大椎、曲池, 以增强退热之功。

◆ 红外线疗法是以波长 0.76~343μm 的辐射线照射人体, 来防治疾病的一种方法。由于它的主要生物学效应为温热效应, 故又称其为热辐射。红外线疗法可以改善人体照射局部的血液循环, 促进渗出液的吸收, 具有消肿止痛的作用, 故常在类风湿关节炎急性炎症消退后应用。

◆ 紫外线疗法是利用人工紫外线照射人体, 来防治疾病的一种方法。由于紫外线具有改善血液循环、消炎、镇痛和脱敏作用, 故常用于类风湿关节炎的康复治疗。在类风湿关节炎的急性期, 可选择红斑量紫外线照射病变关节局部。

◆ 实施日光疗法, 应选择适宜的地点, 最好能在江湖海滨或有专门设施的日光浴场中进行, 楼顶、阳台等亦可。总之, 以阳光充足、空气清新、安静清洁的场所为佳。日光疗法的时间因各地区的日照强度及季节差异而有所不同。春夏秋三季一般以上午 9~12 时为宜, 冬季以中午 11~13 时为宜, 但若气温低于20℃, 风速超过每秒钟 3m, 则不宜在室外进行日光疗法。

◆ 石蜡疗法是最常用的温热疗法之一, 对慢性期的类风湿关节炎, 或中医辨证类风湿关节炎风寒湿痹者具有良好的治疗作用。其中以应用于腕关节、指间关节、肘关节、膝关节、踝关节的病变最为广泛。

◆ 加热熔化石蜡时, 一定要隔水间接加热, 不能直接加热, 以免破坏蜡质, 影响石蜡的可塑性和黏滞性。用水间接加热熔解石蜡时, 一般加热熔化到 60~65℃ 即可。

	是	否
52. 浸蜡法主要用于病变在四肢末端的类风湿关节炎的治疗。	☐	☐
53. 急性炎症期或伴有发热等症状的类风湿关节炎患者可以采用泥疗法。	☐	☐
54. 有高血压或心血管病、心脏代偿功能障碍的类风湿关节炎患者可以采用泥疗法。	☐	☐
55. 热熨疗法主要用于中医辨证为类风湿关节炎寒痹或处于稳定期的类风湿关节炎。	☐	☐
56. 处于急性期、有关节红肿热痛的类风湿关节炎患者可以使用热熨疗法。	☐	☐
57. 类风湿关节炎合并心脏病患者、过敏体质者可以采用蜂毒疗法。	☐	☐
58. 蜂毒疗法中，当类风湿关节炎患者被蜜蜂蜇过一下之后，起码要停止 1 分钟才能再蜇第二下。	☐	☐
59. 采用蜂毒疗法，在被蜇以后的 15 分钟内需要轻微活动。	☐	☐
60. 采用蜂毒疗法在治疗前不宜吃得过饱。	☐	☐
61. 伴有重症高血压、心脏病、结核病、重症贫血，孕妇，重症精神病等疾病的类风湿关节炎患者，禁用全身蒸气疗法。	☐	☐
62. 温泉疗法可温经通络，畅达气血，祛寒舒筋，且有活血解毒之功效，是治疗寒痹疼痛、瘫痪诸证的常用方法。	☐	☐
63. 温泉疗法对急性类风湿关节炎有较好的疗效。	☐	☐
64. 温泉可根据泉质不同分为许多类型，其中碱性泉治疗风湿性关节炎效果最佳。	☐	☐
65. 类风湿关节炎患者伴有全身倦怠、乏力或体温在 37℃ 以上，均不宜使用温泉疗法。	☐	☐
66. 黄柏外洗方适宜于类风湿关节炎活动期的关节肿痛者。	☐	☐
67. 黑豆粥适宜于类风湿关节炎肌肉萎缩，皮肤发黑者。	☐	☐
68. 薏苡仁粥适宜于急性期类风湿关节炎患者。	☐	☐
69. 香椿子肉汤适宜于类风湿关节炎患者风湿痹痛的治疗。	☐	☐

答案:

重点提示:

◆ 浸蜡法: 石蜡加热熔化,温度至60℃左右时,可将手或脚浸入蜡液中,而后迅速提出。待蜡液冷却,在皮肤表面凝成一层蜡膜后,再浸入蜡液中,反复多次,直至形成0.5~1cm厚的蜡壳。此法主要用于病变在四肢末端的类风湿关节炎的治疗。

◆ 泥疗法是利用湖泥、海泥等各种泥类物质作为介体,加热后作用于人体一定的部位,以治疗疾病的一种方法。泥疗亦属于温热疗法的范畴,对类风湿关节炎具有良好的治疗作用。除急性炎症期或伴有发热等症状外,其他症状均可应用泥疗法治疗。

◆ 如果患者有高血压或心血管病、心脏代偿功能障碍,或伴有发热时,不可应用泥疗法。治疗过程中,特别是全身泥浴治疗时,如果患者出现头晕、心悸、恶心、呕吐、大量出汗等,应立即停止治疗。

◆ 热熨疗法因简单方便、疗效明显,并且较适合于患者在家庭中使用,因此为人们广泛使用。热熨疗法通过温热作用,可起到散寒祛邪、舒筋活络、缓解疼痛等作用。热熨疗法主要用于中医辨证为类风湿关节炎寒痹或处于稳定期的类风湿关节炎,对于处于类风湿关节炎急性期、有关节红肿热痛者应禁止使用。

◆ 蜂毒疗法是利用蜜蜂蜇病变疼痛部位及周围穴位来治疗类风湿关节炎的一种方法。类风湿关节炎合并心脏病患者、过敏体质者禁用此法。

◆ 使用蜂毒疗法的注意事项: ①在被蜇以后的15分钟内不要乱动; ②在蜂毒疗法前不宜吃得过饱; ③治疗期间不喝含酒精的饮料; ④用此法治疗前5天及治疗期间不宜服用任何药物; ⑤初次治疗疼痛轻微,局部略有红肿,经过几次治疗后,痛感和红肿可逐渐增加,这时不要惊慌失措,更不要轻易停止治疗,这种现象往往是疗效较好的征兆。

◆ 温泉疗法对慢性类风湿关节炎有较好的疗效。温泉可根据泉质不同分为许多类型,包括单纯温泉,钠碳酸氢盐泉、钠盐泉、二氧化碳泉、钙镁碳酸氢盐泉、硫酸盐泉、铁泉、硫化氢泉(硫黄泉)、酸性泉、放射能泉(镭泉、氡泉)、含铝泉11种,其中硫化氢泉治疗风湿性关节炎效果最佳。温泉疗法主要用于类风湿关节炎的稳定期患者。如果患者伴有全身倦怠、乏力或体温在37℃以上者,均不宜使用温泉疗法。

（五）痛风性关节炎的自疗

	是	否
1. 治疗痛风性关节炎的药物中，秋水仙碱、吲哚美辛、保泰松、布洛芬、吡罗昔康（炎痛喜康）的作用是抑制尿酸合成。	☐	☐
2. 治疗痛风性关节炎的药物中，丙磺舒（羧苯磺胺）、苯溴酮（苯溴马隆、痛风利仙）和苯磺唑酮的作用是镇痛消炎。	☐	☐
3. 治疗痛风性关节炎的药物中，别嘌呤醇的作用是促进肾脏排泄尿酸。	☐	☐
4. 保泰松或羟基保泰松是痛风性关节炎在急性发作期的特效药。	☐	☐
5. 秋水仙碱的不良反应为脱发、白细胞减少。	☐	☐
6. 活动性溃疡病患者及心脏功能不全者忌用秋水仙碱。	☐	☐
7. 采用肾上腺皮质激素治疗痛风性关节炎时，可加用吲哚美辛防止停药后出现"反跳"复发。	☐	☐
8. 痛风性关节炎患者在间歇期及慢性期应避免进食高嘌呤食物，如动物内脏、骨髓、海鲜、蛤蟹等。	☐	☐
9. 痛风性关节炎间歇期及慢性期每日排出尿酸量低于600mg及肾功能良好者，可用排尿酸药。	☐	☐
10. 排尿酸药和抑制尿酸合成药可以在痛风性关节炎急性期应用。	☐	☐
11. 治疗痛风性关节炎的药物中，苯磺唑酮为抑制尿酸合成药。	☐	☐
12. 别嘌呤醇用药期间会发生尿酸转移性痛风发作，可辅以秋水仙碱治疗。	☐	☐
13. 治疗继发性痛风除治疗原发疾病外，还应使用排尿酸药。	☐	☐
14. 薏苡仁汤适用于痛风性关节炎急性期的患者。	☐	☐
15. 凌霄花根 6~10g，以水煎服，具有活血止痛的功效。	☐	☐
16. 热痹洗浴方适宜于关节红肿热痛的急性关节炎。	☐	☐
17. 秋水仙茶适宜于湿热痹阻型老年痛风急性发作期患者，对急性痛风性关节炎患者尤为适宜。	☐	☐
18. 百合粥适宜于湿热痹阻型老年痛风急性发作期轻症患者，对痛风性关节炎缓解期患者也适用。	☐	☐

答案：

1. 否　2. 否　3. 否　4. 否　5. 是　6. 否　7. 否　8. 是　9. 是
10. 否　11. 否　12. 是　13. 否　14. 否　15. 是　16. 是　17. 是　18. 是

重点提示：

◆ 治疗痛风性关节炎痛风的药物可归纳为3大类：①镇痛消炎类药物：这类药物主要有秋水仙碱、吲哚美辛、保泰松、布洛芬、吡罗昔康（炎痛喜康）、肾上腺皮质激素（泼尼松、地塞米松等）等；②抑制尿酸合成药物：目前供临床使用的只有别嘌呤醇一种；③促进肾脏排泄尿酸的药物：目前常用的制剂有丙磺舒（羧苯磺胺）、苯溴酮（苯溴马隆、痛风利仙）和苯磺唑酮3种。

◆ 秋水仙碱对痛风性关节炎急性发作期的治疗有特效，开始每小时0.5mg或每2小时1mg，至症状缓解或出现恶心、呕吐、腹泻等肠道反应时停用。一般需4～8mg，症状可在6～12小时内减轻，24～48小时内被控制，以后可给0.5mg，每日2～3次，维持数天后停药。其不良反应为脱发、白细胞减少。

◆ 保泰松或羟基保泰松有明显的抗炎作用，且能促进尿酸排出，对痛风性关节炎发病数日者仍有效。此类药可引起胃出血及水钠潴留，活动性溃疡病患者及心脏功能不全者忌用。服用此药时白细胞及血小板减少的不良反应偶有发生。

◆ 对病情严重者而秋水仙碱等治疗无效时，可采用肾上腺皮质激素25mg加入葡萄糖注射液中，静脉滴注，或用40～80mg肾上腺皮质激素分次肌内注射，此药疗效迅速，但停药后易出现"反跳"复发，加用秋水仙碱0.5mg，每日3次，可防止出现"反跳"。

◆ 排尿酸药和抑制尿酸合成药都有使血尿酸下降及加快痛风石消退的作用，因两组药物均无消炎止痛作用，且在使用过程中均可动员尿酸进入血液循环从而有导致急性痛风性关节炎发作的可能，故不宜在痛风性关节炎急性期应用。

◆ 苯磺唑酮为排尿酸药。使用时应自小剂量开始，50mg每日2次，逐渐增至100mg每日3次，每日最大剂量为600mg。此药对胃黏膜有刺激作用，溃疡病患者慎用。

◆ 继发性痛风除治疗原发疾病外，降低血尿酸以别嘌呤醇为首选。由于排尿酸药使尿酸生成和排出较多，易加重肾脏负担，因此一般不选用排尿酸药来降低血尿酸。

◆ 薏苡仁汤：薏苡仁、当归、白术、麻黄、甘草、桂枝、白芍，用水煎服，适用于痛风性关节炎慢性期间歇发作。

六、关节炎的预防

	是	否
1. 用青霉素治疗链球菌感染引起的咽炎可预防复发风湿性关节炎。	☐	☐
2. 连续用青霉素控制链球菌感染可预防初发风湿性关节炎。	☐	☐
3. 从饮食、运动等多方面着手调养，可减轻患退化性关节炎的概率，并可延缓关节的退化，是防治退化性关节炎最根本的方法。	☐	☐
4. 老年人进行适度的锻炼，例如步行、举重等可以提高自身抵抗能力，并可以预防关节炎。	☐	☐
5. 年轻女性应减少穿高跟鞋的时间，以防止膝关节炎的发生。	☐	☐
6. 穿粗跟鞋就会使女性不易患膝关节炎。	☐	☐
7. 女性白领由于长时间操作电脑，很容易患上腕管综合征和关节炎。	☐	☐
8. 简单的搓指运动可改善微循环，有利于骨关节的功能调节。	☐	☐
9. 花生米或花生米衣，生食或炒熟后食用均可作为轻型血友病的长期辅助治疗方法。	☐	☐
10. 预防血友病性关节炎应避免使用抗血小板药物和抗凝药物，以减少出血，一切药物都应尽量口服，避免注射。	☐	☐
11. 预防关节变形的正确方法是关节炎急性发作期进行功能锻炼，炎症静止期则以休息为主。	☐	☐
12. 膝关节骨性关节炎患者在治疗的同时，应在医生指导下进行适度地锻炼，这对控制病情的发展甚为重要。	☐	☐
13. 骨性关节炎患者在急性炎症期，应进行适宜的锻炼。	☐	☐
14. 预防骨性关节炎的重点应放在增生骨质的变软或消退上。	☐	☐
15. 预防类风湿关节炎就是要积极、及时地预防和控制细菌感染。	☐	☐

答案：

1. 否　　2. 否　　3. 是　　4. 是　　5. 是　　6. 否　　7. 是　　8. 是　　9. 是
10. 是　　11. 否　　12. 是　　13. 否　　14. 否　　15. 是

重点提示：

◆ 用青霉素治疗链球菌感染引起的咽炎可预防初发风湿性关节炎。连续用青霉素控制链球菌感染可预防风湿热复发。

◆ 年轻女性应减少穿高跟鞋的时间，因为穿高跟鞋会使得膝关节压力过大。美国科学家的调查表明，无论是粗跟鞋还是细高跟鞋，对膝关节造成的压力都是相同的，长期下来均会使女性易患膝关节炎。女性穿高跟鞋的时候也应该尽量避免蹲或爬楼梯。

◆ 女性白领由于长时间操作电脑，很容易患上腕管综合征和关节炎。这两种疾病的发生与长期姿势不良、过度操作电脑、全身性运动减少有内在关系。

◆ 预防血友病性关节炎的方法：①加强婴幼儿期及童年期的保护，避免关节外伤，不参加剧烈活动；②避免使用抗血小板药物和抗凝药物，以减少出血，一切药物都应尽量口服，避免注射；③定期补充治疗；④花生米或花生米衣，生食或炒熟后食用均可，并可作为轻型血友病的长期辅助治疗方法。

◆ 预防关节变形的正确方法是关节炎急性发作期以休息为主，加强营养，让肿胀关节处于功能位制动；炎症静止期则应该进行功能锻炼，可做一些关节负重小或关节不负重的活动（如仰卧在床上做髋关节、膝关节、踝关节的屈曲运动）和理疗。

◆ 膝关节骨性关节炎患者在治疗的同时，应在医生指导下进行适度地锻炼，这对控制病情的发展甚为重要。在急性炎症期，应禁止锻炼，少走多坐。待炎症消退后，可选择对关节冲击小的柔和运动，如散步、慢跑、游泳、太极拳等，以改善关节功能，促进康复。

◆ 医学专家对预防骨性关节炎有比较一致的认识，即不要把预防骨性关节炎的希望过多地寄托在增生骨质的变软或消退上，这种生理退变趋势是不可逆的，应当把预防的重点转移到采取正确措施，以延缓退行性病变出现的时间及进程，减轻骨性关节炎的症状及避免由此而产生的各种不良后果。

◆ 细菌感染是诱发类风湿关节炎的因素之一，因此要积极、及时地预防和控制感染。特别要预防扁桃体炎、咽炎、鼻窦炎、龋齿、慢性胆囊炎、乙肝、前列腺炎和膀胱炎等疾病的发生。若已发病，则应尽快治愈或控制病情，以免诱发类风湿关节炎。

	是	否
16. 预防痛风的发作，首先要控制饮食，避免大量进食高嘌呤食物，严格戒酒，多喝酸性饮料。	☐	☐
17. 使用氢氯噻嗪、呋塞米等药物可以预防痛风发作。	☐	☐
18. 继发性痛风的预防主要是积极治疗白血病、多发性骨髓瘤、慢性肾病等原发病。	☐	☐
19. 保持精神愉快，避免过度劳累、精神紧张、寒冷潮湿、关节损伤等诱发因素可以预防痛风再次发作。	☐	☐
20. 预防创伤性关节炎引起的骨质增生的关键是正确治疗和处理关节骨折，去除发生骨质增生的因素。	☐	☐
21. 为了预防膝关节骨性关节炎，老年人可以适当补充富含钙质及维生素 A 等物质的食物，同时进行适度的体育锻炼，以减慢骨组织的衰老和退行性改变进程。	☐	☐
22. 膝关节骨性关节炎的患者应尽量少进行爬山运动。	☐	☐
23. 慢跑是一种简单且实用的运动形式，它有利于软骨的代谢，还可防止肌肉废用性萎缩。	☐	☐
24. 膝关节骨性关节炎患者在饮食方面，应多吃含蛋白质、钙质、胶原蛋白、异黄酮的食物，如奶制品、豆制品、鸡蛋、鱼虾、海带、黑木耳、鸡爪、猪蹄、羊腿、牛蹄筋等。	☐	☐
25. 膝关节骨性关节炎患者应多食用富含维生素 E 的食物。	☐	☐
26. 从类风湿关节炎的患病率来看，在热带、温带和亚热带多见，寒带则较少见；干燥地区多见，潮湿地区少见。	☐	☐
27. 类风湿关节炎可以单独应用饮食治疗。	☐	☐
28. 鱼油可使类风湿关节炎患者的症状缓解，可以减少疼痛和肿胀的关节数目及晨僵的时间，可增强握力，延缓关节疲劳等，还可以改变类风湿关节炎的病程。	☐	☐
29. 患了类风湿关节炎就会变成"风瘫"。	☐	☐

答案：

16. 否 17. 否 18. 是 19. 是 20. 是 21. 否 22. 是 23. 是 24. 是
25. 否 26. 否 27. 否 28. 否 29. 否

重点提示：

◆ 得了痛风以后，应采取措施，积极预防痛风的再次发作。措施有：①首先要控制饮食，避免大量进食高嘌呤食物，严格戒酒，多喝碱性饮料；②要多饮水以助尿酸排出；③防止肥胖；④保持精神愉快，避免过度劳累、精神紧张、寒冷潮湿、关节损伤等诱发因素；⑤避免使用抑制尿酸排出的药物，如氢氯噻嗪、呋塞米等；⑥接受药物治疗以降低血尿酸，并积极防治合并症；⑦定期随访和定期复查血尿酸；⑧继发性痛风的预防主要是积极治疗白血病、多发性骨髓瘤、慢性肾病等原发病。

◆ 因关节骨折或损伤而造成关节肿胀、疼痛、滑膜炎、活动受限及关节骨质增生等的现象称为创伤性关节炎。创伤性关节炎引起的骨质增生见于关节骨折的晚期。所以，预防创伤性关节炎骨质增生的关键是正确治疗和处理关节骨折，去除发生骨质增生的因素。

◆ 为了预防膝关节骨性关节炎，老年人可以适当补充富含钙质及维生素D等与骨代谢关系密切的物质的食物，同时进行适度的体育锻炼，以减慢骨组织的衰老和退行性改变进程。

◆ 膝关节骨性关节炎的患者应尽量少进行爬山运动。爬山时，膝关节承受的重力比平时所承受的重力大。这种活动形式若频繁、长期和过度，必然会造成关节磨损、关节软骨退行性病变、关节软骨脱落和关节缘增生及韧带损伤，最终会导致膝关节骨性关节炎或加重骨性关节炎症状。

◆ 膝关节骨性关节炎患者应多吃含蛋白质、钙质、胶原蛋白、异黄酮的食物，这些食物既能补充蛋白质和钙质，防止骨质疏松，又能促进软骨生长，并可作为关节的润滑液成分。

◆ 膝关节骨性关节炎患者应多食用富含维生素D的食物，维生素D可以促进钙质的吸收和转化。

◆ 从类风湿关节炎的患病率来看，在温带、寒带和亚热带多见，热带则较少见；潮湿地区多见，干燥地区少见。

◆ 不饱和的长链脂肪酸以及某些微量元素，如鱼油、硒等，可使类风湿关节炎患者的症状缓解，可以减少疼痛和肿胀的关节数目以及晨僵的时间，可增强握力，延缓关节疲劳等，但并不能改变类风湿关节炎的病程。到目前为止，还没有充分的证据证明饮食治疗能转变类风湿关节炎的病程，因而单独应用饮食治疗类风湿关节炎是不正确的，饮食治疗只能作为缓解症状的一种辅助措施。

◆ 类风湿关节炎除偶尔因颈椎半脱位压迫脊髓引起真正的瘫痪外，一般不侵犯中枢神经系统，不会引起真正的瘫痪。

七、关节炎的自我调养

	是	否
1. 关节炎患者选择衣服的标准应该是舒适、轻巧和容易穿脱。	☐	☐
2. 关节炎患者应选择轻便柔软的硬底软帮鞋，鞋带宜用松紧带代替。	☐	☐
3. 关节炎患者早晨起床前可先做一些热身运动，稍稍活动膝部，然后再起床。	☐	☐
4. 大量饮用咖啡不会增加患类风湿关节炎的危险。	☐	☐
5. 关节炎患者可以食用牛奶、红肉、糖制品、柳橙类水果、青椒、茄子、番茄、马铃薯、辣椒、盐。	☐	☐
6. 对关节炎有益的食物包括蛋类、洋葱、大蒜、芦笋、富含组氨酸的食物、绿叶蔬菜、新鲜蔬菜、非酸性的新鲜水果、谷物、燕麦片、糙米、鱼。	☐	☐
7. 茄科植物如青椒、茄子、番茄、马铃薯等食物不会引起关节炎患者的疼痛与不适。	☐	☐
8. 关节炎患者勿服用铁剂。	☐	☐
9. 关节炎患者要少吃油腻的食物，以免加重病情。	☐	☐
10. 关节炎患者适宜使用铁锅炒菜。	☐	☐
11. 关节炎患者需要补铜。	☐	☐
12. 妇女吸烟容易患关节炎。	☐	☐
13. 风湿性关节炎患者应进食低蛋白、低热量、易消化的食物，少吃生冷、油腻、辛辣刺激的食物。	☐	☐
14. 风湿性关节炎患者冬季宜穿氯纶内衣。	☐	☐
15. 风湿性关节炎患者要控制高脂肪膳食，多吃富含维生素 C 的蔬菜水果。	☐	☐

答案:

1. 是　2. 是　3. 是　4. 否　5. 否　6. 是　7. 否　8. 是　9. 是
10. 否　11. 是　12. 是　13. 否　14. 是　15. 是

重点提示:

◆ 早晨起床前膝部疼痛对活动不利。可先做一些热身运动,稍稍活动膝部,然后再起床,这样可减轻疼痛。例如睡醒后,在被子里将一侧膝部屈起,向胸部靠拢左右交替,这样反复做 20 次。

◆ 大量饮用咖啡会增加患类风湿关节炎的危险。每天饮用 4 杯以上咖啡的人,患类风湿关节炎的危险是饮用咖啡量较少的人的 2 倍。

◆ 关节炎患者应避免食用牛奶、红肉、糖制品、柳橙类水果、青椒、茄子、番茄、马铃薯、辣椒、盐,并应采取低脂肪饮食。

◆ 茄科植物如青椒、茄子、番茄、马铃薯等含有一种毒素 Sotanine,有一些人,尤其是关节炎患者,对 Sotanine 特别敏感。Sotanine 会干扰肌肉中的酶,而且还可能会引起机体疼痛与不适。

◆ 关节炎患者勿服用铁剂,过多的铁被怀疑与关节的疼痛、肿胀及破坏有关。关节炎患者还应勿服用含铁的复合维生素制剂,应多食粗炼糖蜜、绿花椰菜、甘蓝菜芽、白花椰菜、鱼等。

◆ 关节炎患者要少吃油腻的食物,以免加重病情。这是因为油腻的食物在体内氧化过程中会产生一种酮体,这种酮体对关节有较强的刺激作用。

◆ 关节炎患者不宜用铁锅炒菜。如果有过量铁存在,铁蛋白可继续结合铁达到饱和,饱和的铁蛋白与游离的铁均能促进类风湿关节炎的发作。在关节炎发作时,体内合成血卟啉的一种关键酶受到抑制而活性下降,使血卟啉生成不足。血卟啉生成不足,就不能顺利地合成血红素及血红蛋白,从而导致贫血。

◆ 关节炎患者需要补铜。铜被吸收进入血液,血液流到肝脏,铜被肝脏吸收,以肝铜蛋白的形式输送到有炎症的组织中去,可消除有害的物质并制造新的抗体,还可维护及恢复、修补组织器官的功能,使关节炎症状减轻甚至痊愈。

◆ 风湿性关节炎患者应进食高蛋白、高热量、易消化的食物,少吃生冷、油腻、辛辣刺激的食物。

◆ 风湿性关节炎患者冬季宜穿氯纶内衣。氯纶是一种合成纤维,具有较高的电绝缘性，一经摩擦就能产生比其他任何纤维都多得多的电荷。这种电荷逐渐聚集在衣服上，即使空气湿度高达 80%，电子仍难以流动，从而使聚集的电荷难以消失。氯纶的吸湿性低，可抗水蒸气，吸附的水分很容易蒸发，与皮肤摩擦能产生"电疗"的效果，有利于风湿性关节炎的治疗。

	是	否
16. 可以使类风湿关节炎患者症状缓解的食物有谷类（小麦、燕麦、黑麦）、奶制品、红色肉类（猪肉、牛肉、羊肉）、柑橘等。	☐	☐
17. 可使类风湿关节炎患者症状加重的食物有鱼油、含硒及维生素多的食物、藻类、蜂王浆、人参、蒜、蜂蜜等。	☐	☐
18. 类风湿关节炎患者应该多吃海产品，如海带、海参、海鱼、海虾等。	☐	☐
19. 类风湿关节炎患者可以吃过酸、过咸的食物。	☐	☐
20. 类风湿关节炎患者是可以生育的。	☐	☐
21. 类风湿关节炎患者在哺乳期间，若因病情需要，应用非甾体类抗炎药时，最好使用半衰期短的药物，如布洛芬等。	☐	☐
22. 痛风患者应严格忌酒，尤其不能酗酒。	☐	☐
23. 痛风性关节炎急性发作时应卧床休息，抬高患肢，以减轻疼痛。	☐	☐
24. 痛风患者饮水最佳的时间是饭前半小时内或饱食后。	☐	☐
25. 痛风患者应积极主动饮水，不能等有口渴感时才饮水。	☐	☐
26. 痛风患者饮茶的最佳时间是餐后立即饮茶，且应饮浓茶。	☐	☐
27. 慢性痛风或缓解期的痛风患者，嘌呤的每日摄入量应在 150mg 以内。	☐	☐
28. 痛风患者应少吃菠菜、豆苗、黄豆芽、绿豆芽、菜花、紫菜、香菇等蔬菜。	☐	☐
29. 膝关节骨性关节炎的患者膝关节的红、肿、热的症状逐渐缓解时，可以在医生的医嘱下进行社区康复训练和居家训练。	☐	☐
30. 膝关节骨性关节炎患者在运动后可以立即进行热水浴。	☐	☐

答案：

16. 否　17. 否　18. 否　19. 否　20. 是　21. 是　22. 是　23. 是　24. 否
25. 是　26. 否　27. 否　28. 是　29. 是　30. 否

重点提示：

◆ 可以使类风湿关节炎患者症状缓解的食物有鱼油、含硒及维生素多的食物、藻类、蜂王浆、人参、蒜、蜂蜜等，故这些食物可多摄取一些；可使类风湿关节炎患者症状加重的食物有谷类（小麦、燕麦、黑麦）、奶制品、红色肉类（猪肉、牛肉、羊肉）、柑橘等，故对这类食物宜适当控制摄取量。

◆ 类风湿关节炎患者不宜多吃海产品，如海带、海参、海鱼、海虾等，因它们含有嘌呤，被人体吸收后会在关节中形成尿酸盐结晶，可使关节炎症状加重。

◆ 类风湿关节炎患者若摄入过多花生、白酒、白糖以及鸡、鸭、鱼、蛋等酸性食物，可使体内正常的酸碱度发生变化，会导致体内酸碱不平衡，使乳酸分泌增多，消耗体内一定量的钙、镁等离子从而可加重症状。类风湿关节炎患者若吃过咸的食物如咸菜、咸蛋、咸鱼等，会使其体内钠离子增多而加重症状。

◆ 痛风患者应严格忌酒，尤其不能酗酒。酒中所含的乙醇能使血乳酸浓度升高，乳酸可抑制肾小管对尿酸的分泌，从而可减少尿酸的排出。

◆ 痛风患者不要在饭前半小时内和饱食后立即饮大量的水，大量的水会冲淡消化液和胃酸，可影响食欲和妨碍消化功能。饮水最佳的时间是两餐之间及晚上和清晨。晚上指晚餐后 45 分钟至睡前这一段时间，清晨指起床后至早餐前 30 分钟。

◆ 痛风患者应积极主动饮水，不能等有口渴感时才饮水，因为口渴明显时体内已处于缺水状态，这时才饮水对促进尿酸的排泄效果较差。

◆ 痛风患者可以用饮茶代替饮白开水，但茶中含有鞣酸，易和食物中的铁相结合，形成不溶性沉淀物，可影响铁的吸收。另外，茶中的鞣酸尚可与某些蛋白质相结合，形成难以吸收的鞣酸蛋白。所以如果餐后立即饮茶，会影响营养物质的吸收和易造成缺铁性贫血。较好的方法是餐后 1 小时开始饮茶，且以淡茶为宜。

◆ 慢性痛风或缓解期的痛风患者，应给予平衡饮食，可以适当放宽嘌呤摄入的限制，自由选食含嘌呤少的食物，嘌呤的每日摄入量应在 75mg 以内。

◆ 痛风患者应少吃菠菜、豆苗、黄豆芽、绿豆芽、菜花、紫菜、香菇等蔬菜，因为这些蔬菜中的嘌呤含量高。

◆ 膝关节骨性关节炎患者在运动后切勿立即进行热水浴。因为热水浴可导致循环血量进一步集中于外周，从而可使血压突降，甚至会诱发心律失常等。

下 篇

预 防 训 练

一、颈关节训练操

颈关节训练操可促进颈部血液循环，加强颈部肌肉力量。颈部肌肉力量加强后，可牵制、拉紧颈关节，对颈关节会起到很好的控制和保护作用。注意，做此操应掌握好动作幅度和力量。初做时要舒缓、柔和，避免动作过急、过猛，否则有可能造成头晕、头痛。尤其有高血压、头痛、眩晕的患者做此操时要特别小心。如果病情较重，做此操前可以先按摩颈部，待颈部温热、舒服后再做此操，这样做此操时动作可以轻松、灵活些，也不会感到很痛。此操每天早晚各做一遍。

【第一节】本节动作反复做 20 次。

<步骤一> 分腿站立，双手叉腰（图 1-1）。

<步骤二> 头在水平方向，向左摆动 90°（图 1-2）。

<步骤三> 头向右摆动 90°。

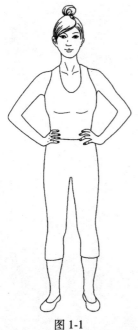

图 1-1

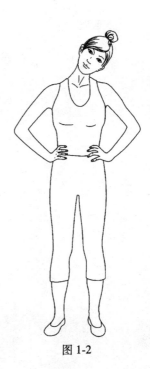

图 1-2

【第二节】本节动作反复做 10 次。

<步骤一> 分腿站立，双手叉腰（图 1-1）。

<步骤二> 头颈顺时针绕环旋转（图 1-3）。

<步骤三> 头颈逆时针绕环旋转。

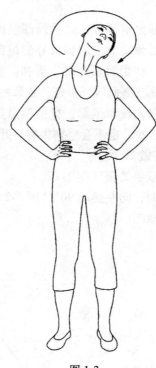

图 1-3

【第三节】本节动作反复做 10 次。

<步骤一>　分腿站立，头向左转，用右手拍左肩（图 1-4）。

<步骤二>　头向右转，用左手拍右肩。

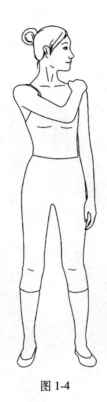

图 1-4

【第四节】本节动作共做 20 次。

<步骤一> 分腿站立，两肘弯曲，两手搭在肩上（图 1-5）。

<步骤二> 以手指为中心旋转两肩，头部配合前后仰缩（图 1-6）。

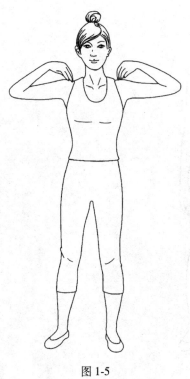

图 1-5

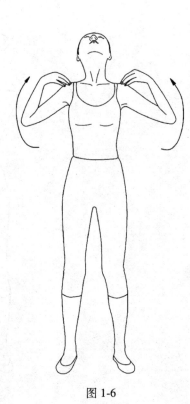

图 1-6

【第五节】本节动作共做 20 次。

<步骤一>　　分腿站立，两臂放松下垂（图 1-7）。

<步骤二>　　左右上下抖动双肩，头部配合上下仰缩（图 1-8）。

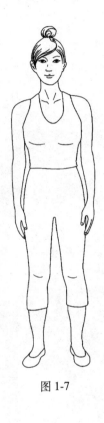

图 1-7

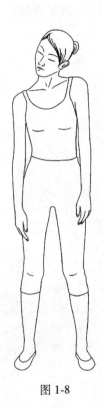

图 1-8

【第六节】本节动作反复交叉做 10 次。

<步骤一>　分腿站立，双手叉腰（图 1-1）。

<步骤二>　头向左肩倾斜，尽量靠近肩膀（图 1-9）。

<步骤三>　恢复原状。

<步骤四>　头向右肩倾斜，尽量靠近肩膀。

<步骤五>　恢复原状。

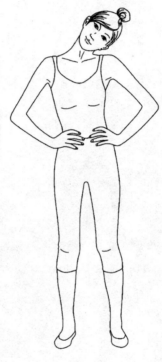

图 1-9

二、肩关节训练操

肩关节炎会严重限制胳膊的活动，患者会常常感到疼痛，活动困难。本套训练操适合肩关节炎患者。做此操前可以先按摩肩部，或用热毛巾热敷肩部，待肩部温热、舒服后再做此操，这样做此操时动作可以轻松、灵活些，也不会感到疼痛。此操每天早晚各做一遍。

【第一节】本节动作反复做 20 次。

＜步骤一＞　站立，双手自然搭在肩上。

＜步骤二＞　以肩关节为轴心向前转动（图 2-1）。

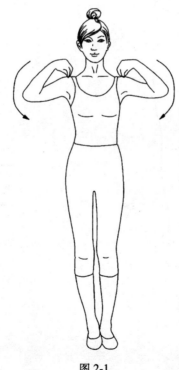

图 2-1

【第二节】本节动作反复做 10 次。

<步骤一>　站立，双手自然搭在肩上。

<步骤二>　以肩关节为轴心向后转动。

【第三节】本节动作反复做 20 次。

<步骤一>　站立，双臂向左右伸直成一字形，手掌向上（图 2-2）。

<步骤二>　双臂伸直向上摆动，两手在头上拍掌（图 2-3）。

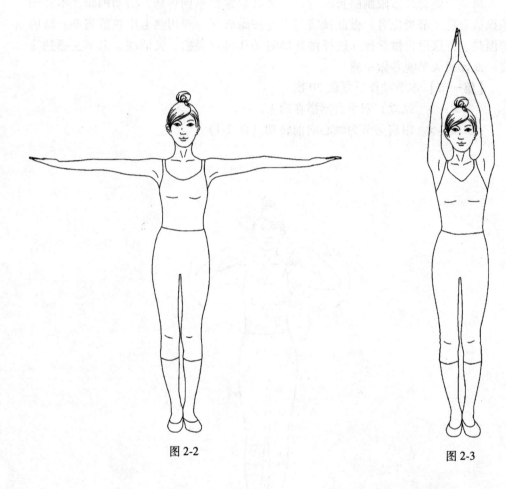

图 2-2　　　　　　　　　　　　　　　　　　　图 2-3

【第四节】本节动作反复做 20 次。

<步骤一> 站立，双腿分开，双臂向左右伸直成一字形（图 2-4）。

<步骤二> 弯腰分别摆动左右臂，交叉用手指轻触左右脚（图 2-5）。

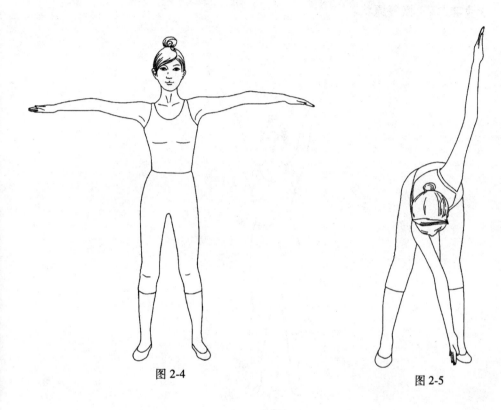

图 2-4   图 2-5

【第五节】本节动作反复做 20 次。

<步骤一> 站立，双腿分开同肩宽，双手自然搭在肩上（图 1-5）。

<步骤二> 双手向上举起，直到双臂伸直（图 2-6）。

<步骤三> 恢复原状。

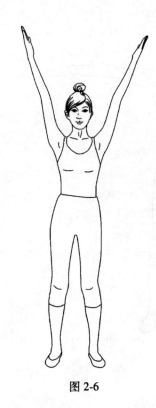

图 2-6

【第六节】本节动作反复做20次。

<步骤一> 站立，双臂向左右伸直成一字形，掌心向前（图2-7）。

<步骤二> 双臂伸直向前摆动，双手合十（图2-8）。

<步骤三> 恢复原状。

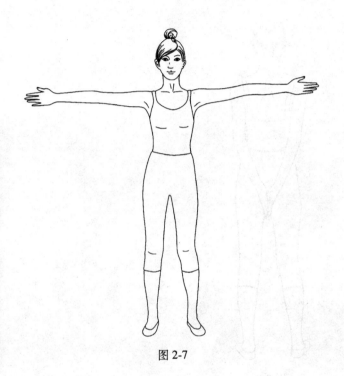

图 2-7

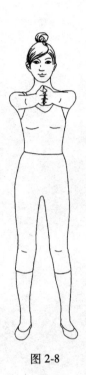

图 2-8

【第七节】本节动作反复做 20 次。

<步骤一>　站立，双臂向前伸直，双手合十（图 2-8）。

<步骤二>　双臂向身后摆动，双手在身后拍掌（图 2-9）。

<步骤三>　恢复原状。

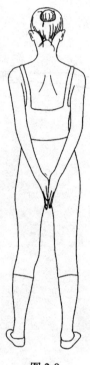

图 2-9

三、腰背关节训练操

腰部和背部关节炎会影响上肢的活动能力，患者会弯不下腰，或勉强弯下腰又直不起来。坚持做此操可增强腰背活动能力，使患者弯腰、起床不再困难。病情较重者在做此操前应先按摩一下腰背部，或做一下轻微的准备活动，待腰部关节和肌肉感到温热、舒展后再做此操，这样做此操时就不会感到疼痛，动作也会轻松、自然、协调些。腰背关节僵直的患者做此操时动作要轻柔、舒缓，避免动作过急、过猛、幅度过大，以免加剧疼痛、损伤关节。患有腰椎间盘突出症者不宜做此操。此操每天早晚各做一遍。

【第一节】本节动作反复做 20 次。

<步骤一> 两脚开立同肩宽，双臂屈曲于胸前，前臂朝上，肘部下沉，叉指对握（图 3-1）。

<步骤二> 以腰为轴，向左尽量转体（图 3-2）。

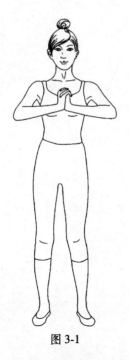

图 3-1

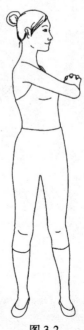

图 3-2

<步骤三>　恢复原状。

<步骤四>　向右尽量转体。

<步骤五>　恢复原状。

【第二节】本节动作反复做 20 次。

<步骤一>　两脚开立同肩宽，双臂上举伸直（图 2-6）。

<步骤二>　以腰为轴，上体向左侧弯曲，右手触左脚（图 2-5）。

<步骤三>　恢复原状。

<步骤四>　上体向右侧弯曲，左手触右脚。

<步骤五>　恢复原状。

【第三节】本节动作反复交叉做 10 次。

<步骤一>　两脚开立同肩宽，两手叉腰（图 1-1）。

<步骤二>　以腰为轴，向左绕环旋转 360°（图 3-3）。

<步骤三>　以腰为轴，向右绕环旋转 360°。

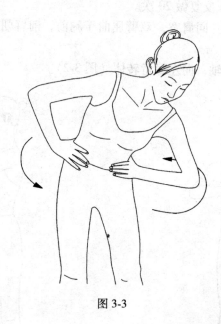

图 3-3

【第四节】本节动作反复做 15 次。

<步骤一> 两脚开立同肩宽，两臂上举（图 2-6）。

<步骤二> 以腰为轴，先向后仰体（图 3-4）。

<步骤三> 再向前屈体，让手指或手掌尽量触地（图 3-5）。

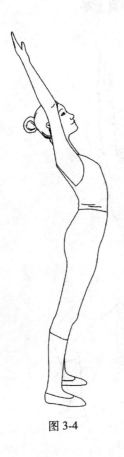

图 3-4

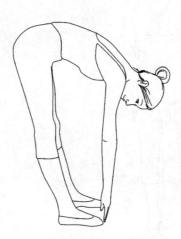

图 3-5

【第五节】本节动作反复做 15 次。

<步骤一> 直立，两手垂于体侧（图 3-6）。

<步骤二> 左脚侧迈一步，上身向左转 90°，两臂伸直上举（图 3-7）。

<步骤三> 恢复原状。

<步骤四> 右脚侧迈一步，上身向右转 90°，两臂伸直上举。

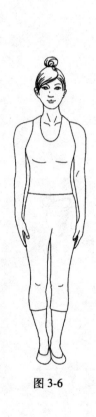

图 3-6

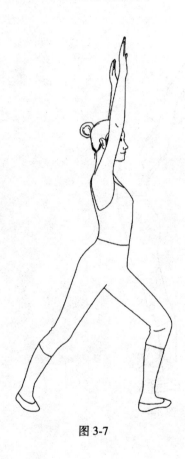

图 3-7

【第六节】本节动作反复做 10 次。

<步骤一> 直立，两腿分开，两手叉腰（图 1-1）。

<步骤二> 左脚侧迈一步，右臂侧上举，向左压腰（图 3-8）。

<步骤三> 恢复原始姿势。

<步骤四> 右脚侧迈一步，左臂侧上举，向右压腰。

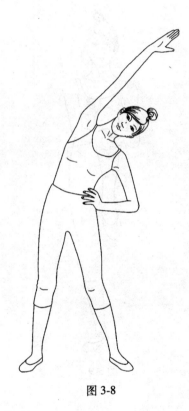

图 3-8

【第七节】本节动作反复做 8~10 次。

<步骤一> 两脚并立,右腿高抬,贴近胸部,同时两臂经两侧抱膝 (图 3-9)。

<步骤二> 左腿高抬,贴近胸部,同时两臂经两侧抱膝。

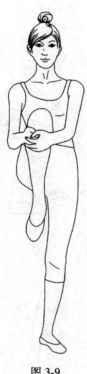

图 3-9

【第八节】本节动作反复交叉做 5 次。

<步骤一> 左腿前迈，右腿向后伸直成弓步，两手按压在左大腿上，上体下压贴近膝盖（图 3-10）。

<步骤二> 抬头挺胸，胳膊伸直（图 3-11）。

<步骤三> 右腿前迈，左腿向后伸直成弓步，两手按压在右大腿上，上体下压贴近膝盖。

<步骤四> 抬头挺胸，胳膊伸直。

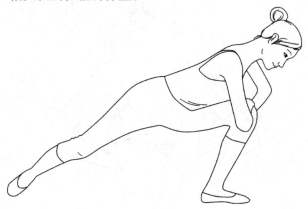

图 3-10

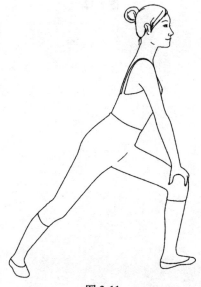

图 3-11

【第九节】本节动作反复做 8~10 次。

<步骤一> 直立，两手垂于体侧（图 3-6）。

<步骤二> 两手按压双膝，半蹲团身（图 3-12）。

<步骤三> 恢复原状。

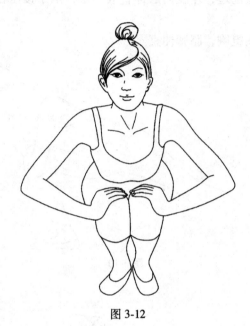

图 3-12

四、髋关节训练操

髋关节炎会影响腿部的活动能力，坚持做此操可减轻疼痛，增强髋部的活动能力。病情较重者在做此操前应先按摩一下髋部，或做一些轻微的准备活动，待髋部感到温热、轻松后再做此操，这样做此操时就不会感到疼痛，动作也会更加灵活和协调。关节僵硬的患者做此操时动作要轻柔、舒缓，避免动作过急、过猛、幅度过大，以免加剧疼痛、损伤关节。特别是下蹲时要格外注意，避免摔倒而造成伤害。患有腰椎间盘突出症者不要做此操。此操每天早晚各做一遍。

【第一节】本节动作反复做 20 次。

<步骤一>　站立，双脚分开，双手叉腰（图 1-1）。

<步骤二>　向左顶髋到最大限度（图 4-1）。

<步骤三>　向右顶髋到最大限度。

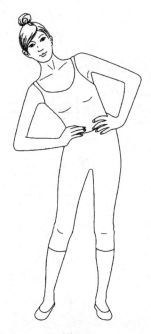

图 4-1

【第二节】本节动作反复做 20 次。

<步骤一> 站立，双脚分开，双手叉腰（图 1-1）。

<步骤二> 向前顶髋到最大限度（图 4-2）。

<步骤三> 向后顶髋到最大程度。

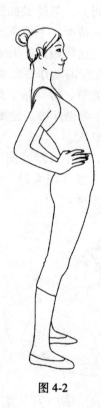

图 4-2

【第三节】本节动作反复交叉做 10 次。

<步骤一> 站立，双脚分开，双手叉腰（图 1-1）。

<步骤二> 右腿膝盖高抬至腹前（图 4-3）。

<步骤三> 右腿向侧后方蹬直，脚尖点地（图 4-4）。

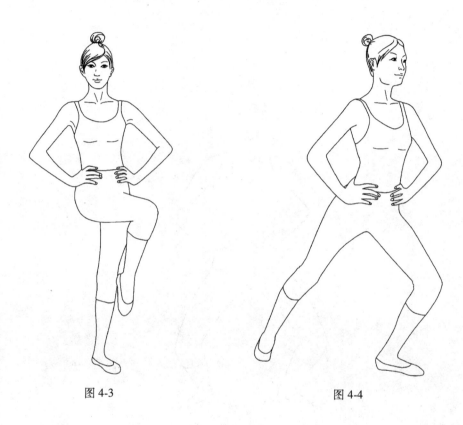

图 4-3   图 4-4

<步骤四> 左腿膝盖高抬至腹前。

<步骤五> 左腿向侧后方蹬直，脚尖点地。

【第四节】本节动作反复做 20 次。

<步骤一> 站立，双脚分开，双手叉腰（图 1-1）。

<步骤二> 双膝弯曲下蹲成坐姿（图 4-5）。

<步骤三> 恢复原状。

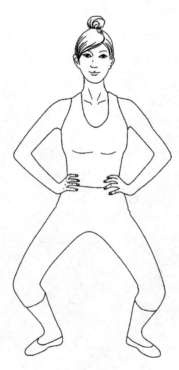

图 4-5

【第五节】本节动作反复交叉做10次。

<步骤一>　站立，双腿分开，双手叉腰（图1-1）。

<步骤二>　左膝抬起成水平（图4-6）。

<步骤三>　向左旋转1圈（图4-7）。

<步骤四>　恢复原状。

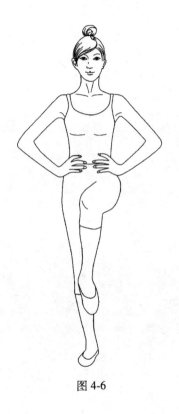

图 4-6

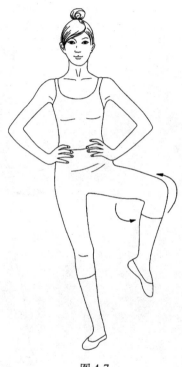

图 4-7

<步骤五>　右膝抬起成水平状。

<步骤六>　向右旋转1圈。

<步骤七>　恢复原状。

【第六节】本节动作反复交叉做 10 次。

<步骤一>　站立，双脚分开，两手叉腰（图 1-1）。

<步骤二>　向左挪动髋部转 1 圈（图 4-8）。

<步骤三>　向右挪动髋部转 1 圈。

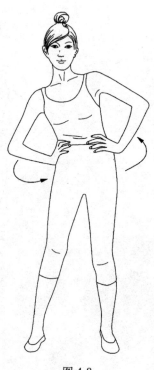

图 4-8

【第七节】本节动作反复交叉做 10 次。

<步骤一> 分腿直立，两手叉腰（图 1-1）。

<步骤二> 右膝向左上方尽量抬起，拉动髋部，同时双臂向右下方用力摆动（图 4-9）。

<步骤三> 左膝向右上方尽量抬起，拉动髋部，同时双臂向左下方用力摆动。

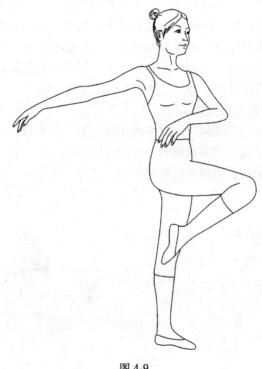

图 4-9

五、膝关节训练操

膝关节炎是关节炎中最常见的一种，患者膝关节疼痛、红肿，行走困难。患者会因此而更不愿意活动，这样关节就会越来越僵硬，肌肉也会萎缩，行动也会更加困难。病情较重者在做此操前应先按摩一下膝部和腿部，或做一些轻微的准备活动，待膝部感到温热、轻松后再做此操，这样可以避免运动时疼痛，也可使动作灵活、协调，避免运动损伤。此操每天早晚各做一遍。

【第一节】本节动作反复做10次。

<步骤一> 站立，双腿微弯，双手按在膝盖上（图5-1）。

<步骤二> 双手按住双膝做顺时针转动（图5-2）。

<步骤三> 双手按住双膝做逆时针转动。

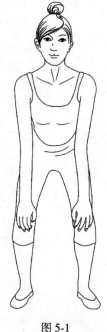

图 5-1

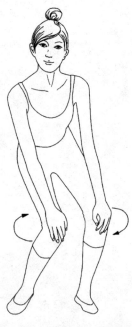

图 5-2

【第二节】本节动作反复做 20 次。

<步骤一>　站立，弯腰双手按住双膝（图 5-3）。

<步骤二>　双手按住双膝向前弯 30°（图 5-4）。

<步骤三>　恢复原状。

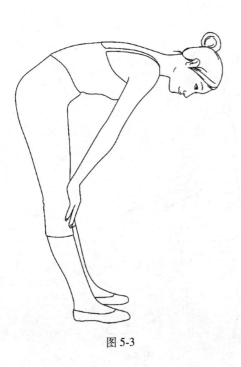

图 5-3　　　　　　　　　　　　　　　　图 5-4

【第三节】本节动作反复交叉做10次。

<步骤一>   坐在椅子上，上身伸直，双手放在大腿上，双脚掌平放地上（图5-5）。

<步骤二>   向前伸直左腿（图5-6）。

<步骤三>   恢复原状。

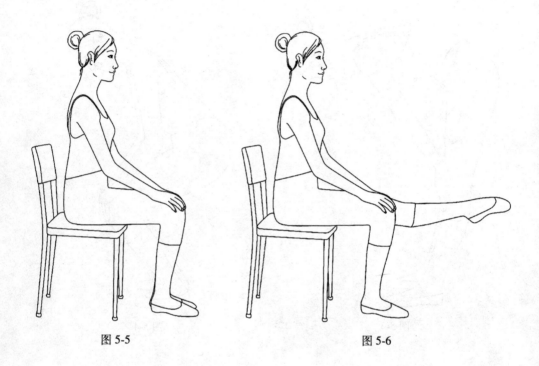

图5-5   图5-6

<步骤四>   向前伸直右腿。

<步骤五>   恢复原状。

【第四节】本节动作反复做 20~30 次。

<步骤一> 仰卧于垫子上，双手置于体侧（图 5-7）。

<步骤二> 两腿由缓到急地交叉进行蹬腿运动（图 5-8）。

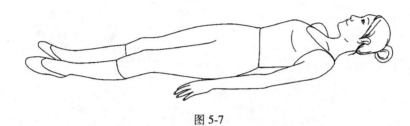

图 5-7

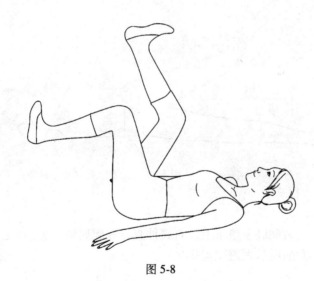

图 5-8

【第五节】本节动作反复交叉做 20 次。

<步骤一> 向左侧卧于垫子上，左腿伸直，右腿屈膝（图 5-9）。

<步骤二> 右腿向后做蹬腿动作（图 5-10）。

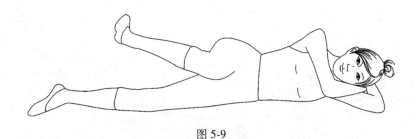

图 5-9

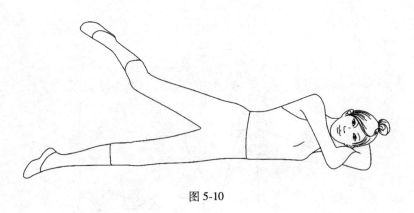

图 5-10

<步骤三> 向右侧卧于垫子上，右腿伸直，左腿屈膝。

<步骤四> 左腿向后做蹬腿动作。

【第六节】本节动作反复做20~30次。

<步骤一>　俯卧于垫子上，双腿微屈（图5-11）。

<步骤二>　双小腿上下摆动，做自由泳的打水动作（图5-12）。

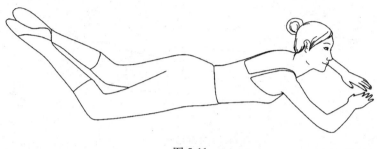

图 5-11

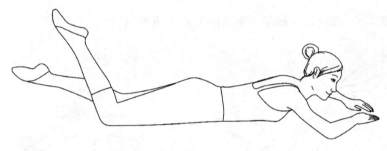

图 5-12

【第七节】本节动作反复做 20~30 次。

<步骤一> 俯卧于垫子上，双小腿微微抬起左右分开（图 5-13）。

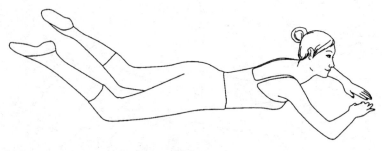

图 5-13

<步骤二> 向内轻叩脚踝，带动膝关节（图 5-14）。

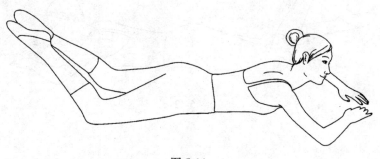

图 5-14

【**第八节**】绷、勾脚运动。

直腿收紧股四头肌。做绷脚和勾脚动作，连续做到疲劳为止（图 5-15，图 5-16）。

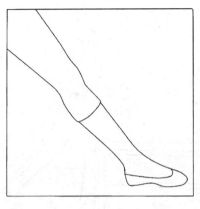

图 5-15

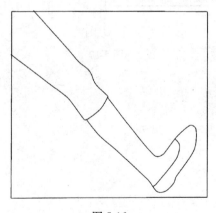

图 5-16

【第九节】背靠下蹲运动。

站位，两脚分开与肩同宽。身体的重心靠后，后背伸直，贴靠住墙或桌子，做下蹲动作，避开膝关节最痛的部位做，并稍停一会儿，然后蹬起，小腿伸直成站立姿势。重复做至大腿疲劳为止（图5-17）。

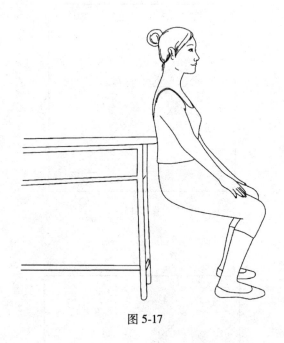

图 5-17

【第十节】马步运动。

站位，两脚分开略比肩宽，双手前伸，屈腿做马步状（图 5-18）。坚持锻炼到大腿酸胀为止。

此项运动是单独用于锻炼股四头肌力量的方法，它还能加强膝关节的稳定性。

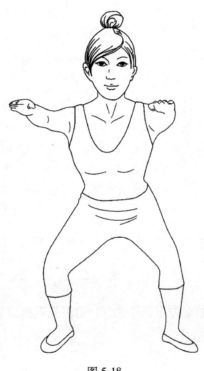

图 5-18

【第十一节】方步运动。

左脚向前跨一大步，右腿居后蹬直，上体正直，两手扶在左腿膝关节上，做向下压腿的动作（图 5-19），两腿交换各做 20 次。

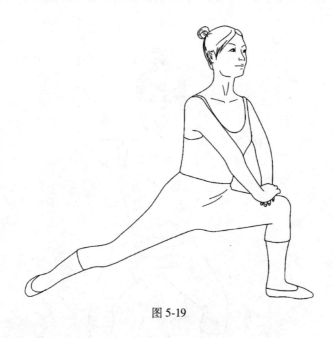

图 5-19

此项运动是以身体的重力压屈膝关节，迫使强直的关节屈曲。

【第十二节】扑步运动。

右腿弯曲，脚尖向前，左腿向左侧伸直，右手扶右膝，身体向左移，左手尽量摸左脚背（图 5-20）。然后换另一侧做，做 4~8 次。

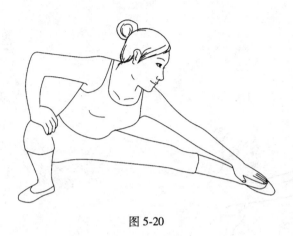

图 5-20

此项运动是以身体的重力压迫膝关节，迫使强直的膝关节屈曲，增大关节的活动范围。

【第十三节】扶持蹲起运动。

站位，手扶肋木、桌子、椅子或铁栏杆等固定物体，做下蹲、起立动作（图
5-21，图 5-22）。每次做到大腿酸胀为止，此节运动的运动量为中等。

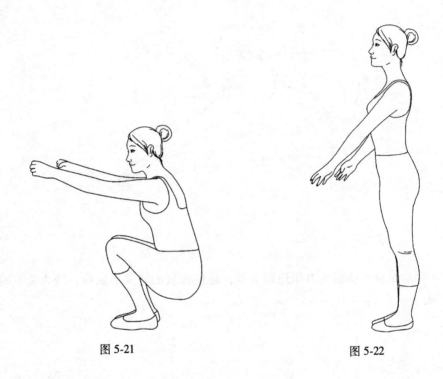

图 5-21   图 5-22

【第十四节】腿拉伸运动。

患腿横放在铁栅栏的空档处，使脚固定不能滑脱，另一条腿支撑身体，然后上体向健侧倾斜，重心向后，对患侧腿进行缓慢拉拽（图5-23）。做此节动作时踝部紧张，膝关节、髋关节及大腿的肌肉要放松，目的是使膝关节腔拉开，韧带拉长。做完此节动作之后，可甩甩腿活动一会儿。

此项运动有放松大腿肌肉，拉大膝关节腔隙的作用。主要用于运动后的整理放松。

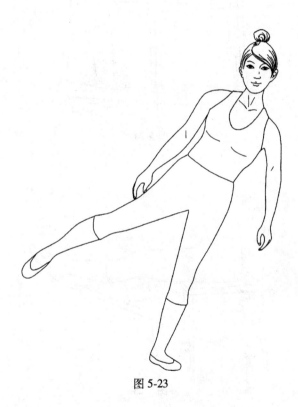

图 5-23

【第十五节】坐位拉橡皮筋运动。

坐在椅子上，患脚尖系橡皮筋，另一头系在同一侧的椅子后腿上（图 5-24）。缓慢地做向前踢腿运动，大腿伸直、抬平（图 5-25）。10 次为 1 组，做 5 组。

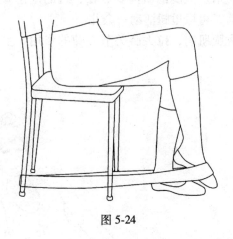

图 5-24

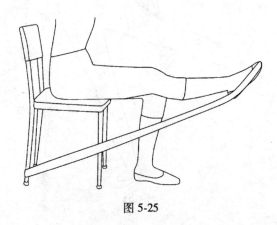

图 5-25

【**第十六节**】坐位踢足球运动。

坐在椅子上，用脚背对墙踢足球。做动作时小腿与地面垂直，绷直脚面，足球放在脚前距墙约 2m 处，足球碰墙弹回的时候，主动用脚背迎球连续踢，直至疲劳再换脚重复踢（图 5-26）。

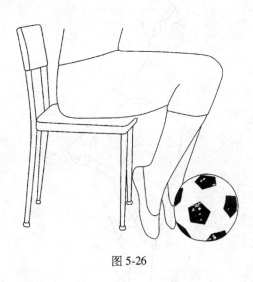

图 5-26

此项运动可使股四头肌快速收缩。练习方法是用脚背快速撞击足球，可锻炼大腿内侧肌群和股四头肌内侧的力量。

【第十七节】小腿过屈运动。

一条腿站立，另一条腿向后屈，足跟贴近臀部，同侧手扳住足背，拉抻大腿前侧肌肉（图 5-27），并稍停一会儿。可扶住桌子或椅子做动作。重复做 10 次。

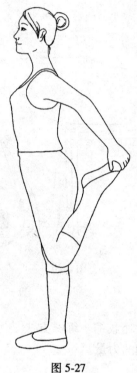

图 5-27

【第十八节】活膝顶揉运动。

手扶树干（或柱子），患侧足跟抬起，足尖着地，膝关节微屈，以膝关节疼痛部位轻轻撞击树干，同时加些旋转顶揉动作（图 5-28）。

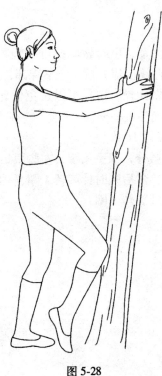

图 5-28

六、踝关节训练操

踝关节炎会限制腿脚的活动，坚持做此操可减轻踝关节疼痛，增强踝关节的活动能力。病情较重者在做此操前应先按摩一下踝部，或做一些轻微的准备活动，待踝部感到温热、舒适后再做此操，这样可以避免做此操时疼痛，增强动作的灵活性和协调性。此操每天早晚各做一遍。

【第一节】本节动作反复做 10 次。

<步骤一>　站立，双脚微分，双手叉腰，左脚跟抬起（图 6-1）。

<步骤二>　左脚尖点地，然后顺时针旋转 1 圈（图 6-2）。

<步骤三>　左脚尖逆时针旋转 1 圈。

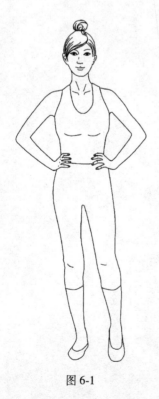

图 6-1

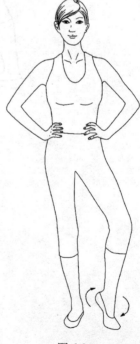

图 6-2

<步骤四>　站立，双脚微分，双手叉腰，右脚跟抬起。

<步骤五>　右脚尖点地，然后顺时针旋转1圈。

<步骤六>　右脚尖逆时针旋转1圈。

【第二节】本节动作反复交叉做15次。

<步骤一>　站立，双脚微分，双手叉腰，左脚跟抬起（图6-1）。

<步骤二>　抬起左脚脚后跟到最大限度（图6-3）。

<步骤三>　左脚跟落地，抬起左脚尖到最大限度（图6-4）。

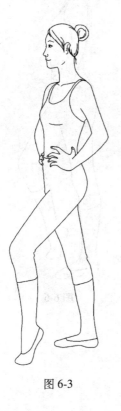

图6-3

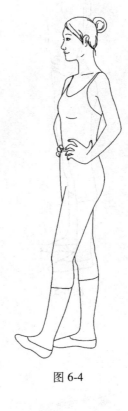

图6-4

<步骤四>　抬起右脚脚跟到最大限度。

<步骤五>　右脚跟落地，抬起右脚尖到最大限度。

【第三节】本节动作反复做 20 次。

<步骤一>　站立，双脚微分，双手叉腰（图 6-5）。

<步骤二>　双脚脚后跟交叉抬起，前脚掌着地，做竞走状（图 6-6）。

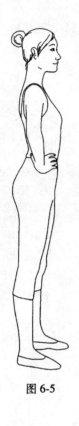

图 6-5

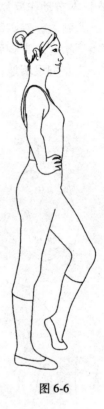

图 6-6

【第四节】本节动作反复做 10 次。

<步骤一> 坐在椅子上，抬起左腿。

<步骤二> 左脚踝顺时针转动 1 圈（图 6-7）。

<步骤三> 左脚踝逆时针转动 1 圈。

<步骤四> 抬起右腿，右脚踝顺时针转动 1 圈。

<步骤五> 右脚踝逆时针转动 1 圈。

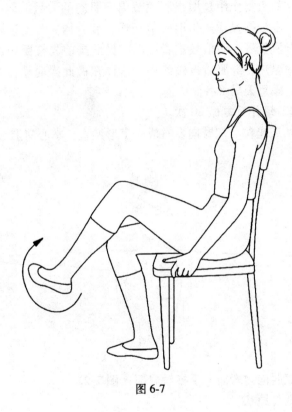

图 6-7

七、肘关节训练操

肘关节训练操的康复作用是增强肘关节周围肌肉的力量，促进血液循环，恢复关节正常功能。本训练操适用于肘关节扭伤，肱骨内、外上髁炎，鹰嘴滑囊炎及骨折后期的功能恢复等。病情较重者可以在做此操前先按摩肘部关节和附近的肌肉，待关节感到温热、舒服后再做此操，这样在做此操时动作可以灵活些，也不会感到疼痛。此操每天早晚各做一遍。

【第一节】本节动作反复做 20 次。

<步骤一> 站或坐位。双臂向左右成一字形伸直，掌心向上（图 7-1）。

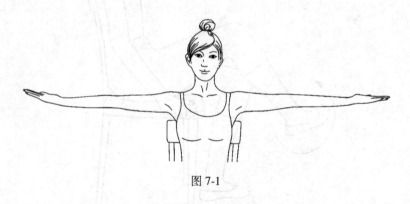

图 7-1

<步骤二> 双肘向内弯曲，手指触肩部（图 7-2）。

<步骤三> 恢复原状。

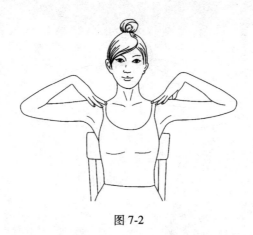

图 7-2

【第二节】本节动作反复做 20 次。

<步骤一>　站或坐位。双臂向两侧伸直，掌心向前（图 7-3）。

<步骤二>　双肘向内弯曲，双手触双耳（图 7-4）。

<步骤三>　恢复原状。

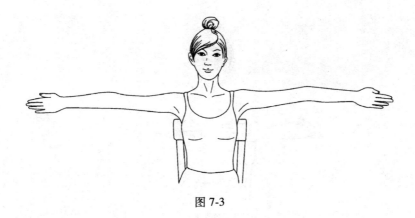

图 7-3

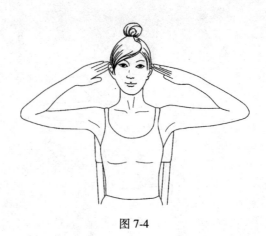

图 7-4

【第三节】本节动作反复做 20 次。

<步骤一> 站或坐位。双臂向左右成一字形伸直，掌心向前（图 7-3）。

<步骤二> 双肘向胸前弯曲，手指触胸大肌（图 7-5）。

<步骤三> 恢复原状。

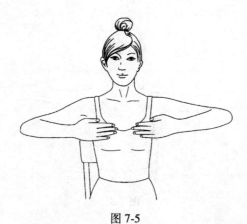

图 7-5

【**第四节**】本节动作反复做 20 次。

<步骤一>　站立，双臂置于体侧（图 3-6）。

<步骤二>　右臂向前下摆动，手掌拍左侧腰。同时左臂向后下摆动，手背拍后右侧腰（图 7-6）。

<步骤三>　恢复原状。

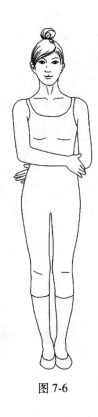

图 7-6

<步骤四>　左臂向前下摆动，手掌拍右侧腰。同时右臂向后下摆动，手背拍后左侧腰。

<步骤五>　恢复原状。

【第五节】本节动作反复做 15 次。

<步骤一>　站立，双手置于体侧（图 3-6）。

<步骤二>　摆动肘部，双手向胸前抬起，掌心向上（图 7-7）。

<步骤三>　恢复原状。

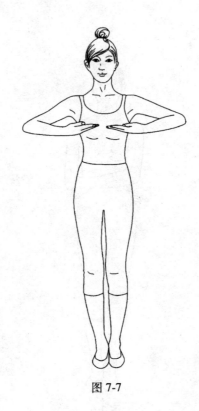

图 7-7

【第六节】本节动作反复做 15 次。

<步骤一>　站立，双手置于体侧（图 3-6）。

<步骤二>　摆动肘部，双手向后背抬起，掌心向上（图 7-8）。

<步骤三>　恢复原状。

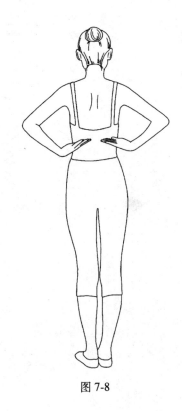

图 7-8

【第七节】本节动作反复做 15 次。

<步骤一> 双臂向上伸直举起，手掌张开（图 7-9）。

<步骤二> 双肘向内弯曲，双手掌轻拍头顶（图 7-10）。

<步骤三> 恢复原状。

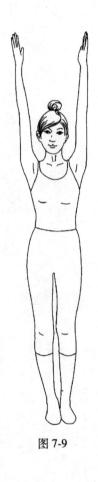

图 7-9

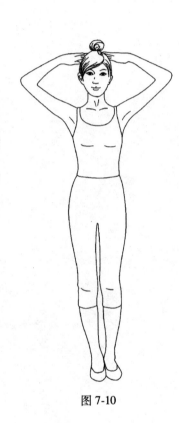

图 7-10

【**第八节**】前臂内外绕环运动。每组各转 30 圈，共做 5 组。

坐、站位均可，腋下虚开，双手半握拳，前臂做向内、向外的画圆动作（图 7-11，图 7-12，图 7-13，图 7-14）。当前臂向上绕时尽量屈肘，向下绕时尽量伸直，保持肘关节位置不动。动作宜先慢后快，幅度由小到大。

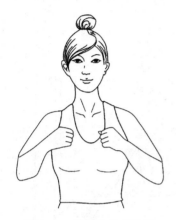

图 7-11　前臂绕环至胸前

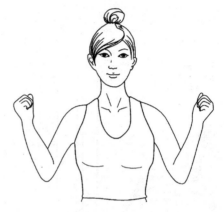

图 7-12　前臂绕环至肩侧

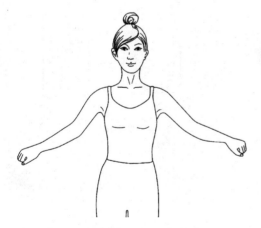

图 7-13　前臂绕环至腰侧伸直臂

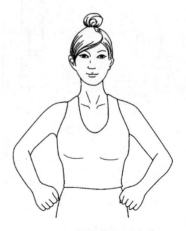

图 7-14　前臂绕环至腹前

此项运动能增强肘关节的活动幅度，缓解肘关节僵硬，促进血液循环，消除肿胀。

【第十节】低位拉橡皮筋运动。拉拽橡皮筋 20 次为 1 组，共做 3~5 组。

站位，双手握住结扎橡皮筋的木棍（直径 3~4cm，长 30~40cm），橡皮筋的另一头结扎在肋木前下方的横杠上（图 7-15），屈肘掌心向上拉动木棍收至与肩同高（图 7-16）。或者采用脚踩橡皮筋中间，手握橡皮筋两端，掌心朝上，做前臂向前上、向侧上的肘关节屈伸动作（图 7-17）。

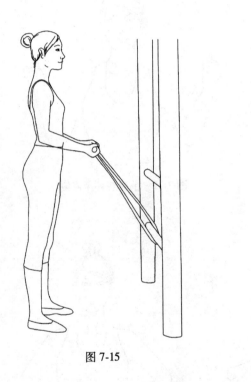

图 7-15

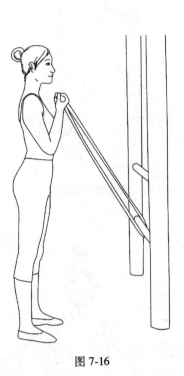

图 7-16

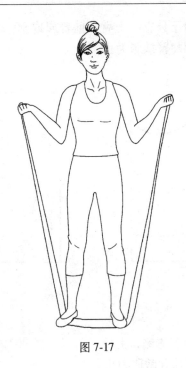

图 7-17

此项运动主要锻炼肱二头肌，特别是侧屈和侧伸动作效果最好，对肘关节损伤的恢复有帮助，因为肱二头肌肌腱穿入肘关节。

【第十一节】前臂哑铃运动。

<步骤一>　手持哑铃，上臂、前臂屈至90°，做前臂的外展、内收运动（图7-18，图7-19）。20次为1组，共做3组。

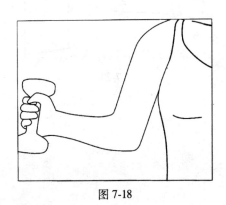

图 7-18

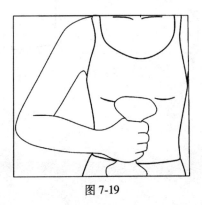

图 7-19

<步骤二>　手持哑铃于体前，上臂、前臂屈成 90°，做前臂的内、外旋运动（图 7-20，图 7-21），做到前臂酸胀为止。

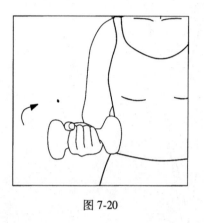

图 7-20

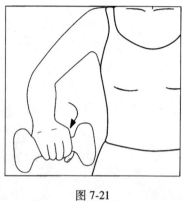

图 7-21

<步骤三>　手持哑铃于体侧，上臂、前臂屈成 90°，做前臂的内、外旋运动（图 7-22，图 7-23），做到前臂酸胀为止。

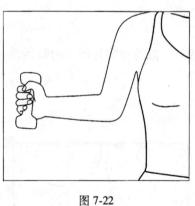

图 7-22

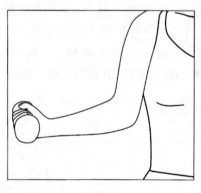

图 7-23

八、腕关节训练操

本训练操适用于有腕关节扭伤、腕关节疲劳性损伤、腕管综合征、桡骨茎突腱鞘炎及在腕部骨折恢复期等的患者。如果病情较重，腕关节僵硬，可先按摩一会儿手腕，待手腕温热、轻松些后再做此操，这样做此操时动作可以灵活些，也不会感到疼痛。此操每天早晚各做一遍。

【第一节】本节动作反复做 10 次。

<步骤一> 双手抬起在胸前，五指张开（图 8-1）。

<步骤二> 双手腕向内转动（图 8-2）。

<步骤三> 双手腕向外转动。

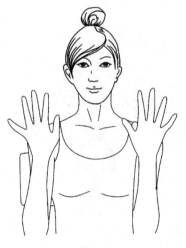

图 8-1

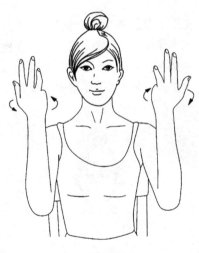

图 8-2

【第二节】本节动作反复做 10 次。

<步骤一>　抬起双前臂，贴在胸前，掌心向下（图 8-3）。

<步骤二>　双手尽量向下摆动（图 8-4）。

<步骤三>　双手尽量向上摆动。

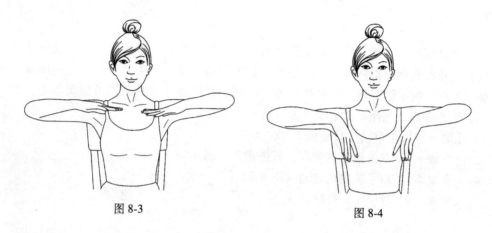

图 8-3　　　　　　　　　　　　　　图 8-4

【第三节】本节动作反复做 10 次。

<步骤一>　抬起双前臂，贴在胸前，掌心向上（图 8-5）。

<步骤二>　双手尽量向上摆动（图 8-6）。

<步骤三>　双手尽量向下摆动。

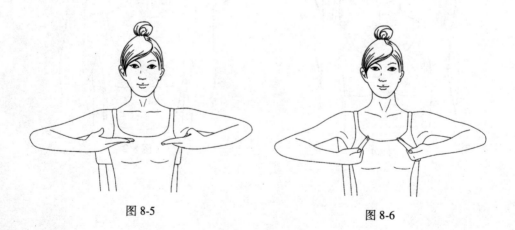

图 8-5　　　　　　　　　　　　　　图 8-6

【第四节】本节动作反复做 10 次。

<步骤一>　抬起双前臂，贴在胸前，掌心向上（图 8-7）。

<步骤二>　双手尽量向外摆动（图 8-8）。

<步骤三>　双手尽量向内摆动。

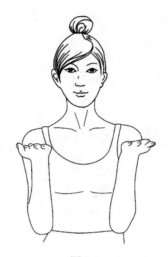

图 8-7

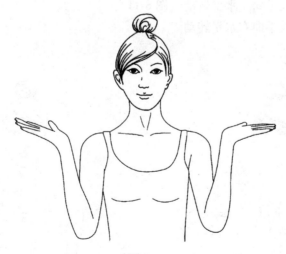

图 8-8

【第五节】 本节动作反复做 10 次。

<步骤一>　抬起双前臂，贴在胸前，掌心向下（图 8-3）。

<步骤二>　双手尽量向外翻动（图 8-5）。

<步骤三>　双手尽量向内翻动（图 8-9）。

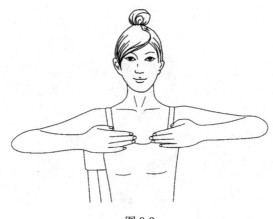

图 8-9

【第六节】 本节动作反复做 10 次。

<步骤一>　十指在胸前交叉握在一起，如打拱状（图 8-10）。

<步骤二>　双手向左水平转动（图 8-11）。

<步骤三>　双手向右水平转动。

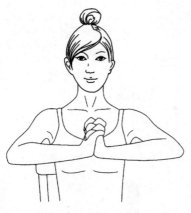
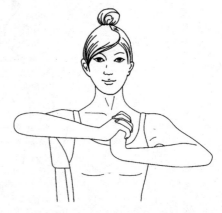

图 8-10　　　　　　　　　　　　　　　图 8-11

【第七节】本节动作反复做 10 次。

<步骤一>　十指在胸前交叉握在一起，如打拱状（图8-10）。

<步骤二>　双手向左上下左右扭动（图8-12）。

<步骤三>　双手向右上下左右扭动。

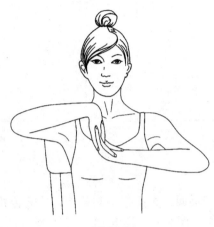

图 8-12

【第八节】腕部哑铃运动。

<步骤一>　患肢放于桌面，掌心朝上，持哑铃并超出桌沿外悬垂，使手腕被动伸展，做屈腕、放松动作（图8-13，图8-14），直至感到疲劳为止。

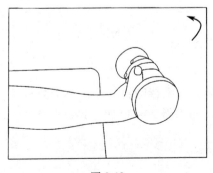

图 8-13

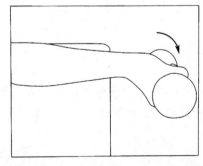

图 8-14

<步骤二> 患肢放于桌面，手背朝上，持哑铃并超出桌沿外悬垂，使手腕被动屈曲，做伸腕、放松动作（图 8-15，图 8-16），直至感到疲劳为止。

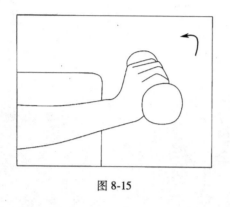

图 8-15

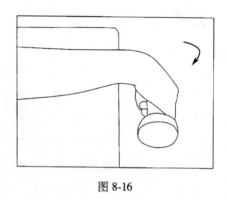

图 8-16

<步骤三> 患肢放于桌面，大拇指一侧朝上，持哑铃并超出桌沿外悬垂。做腕关节的外展、内收动作（图 8-17，图 8-18），直至感到疲劳为止。

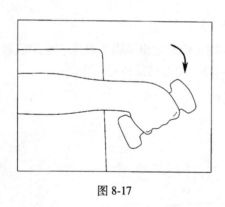

图 8-17

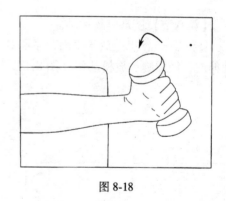

图 8-18

<步骤四> 患肢放于桌面，大拇指一侧朝上，手持哑铃并超出桌沿外悬垂。做前臂的内旋、外旋动作（图 8-19，图 8-20），每组做 20~30 次，共做 4~5 组。

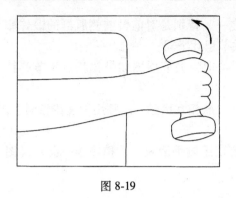

图 8-19

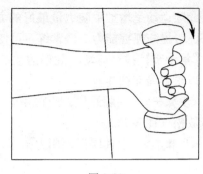

图 8-20

【**第九节**】卷绳运动。卷起、放下动作为 1 组，共做 5 组。

站位，准备工作做好以后两臂胸前平举，双手正握杠，向前、下卷绳，使下垂的重物卷上来（图 8-21，图 8-22）。做此运动时动作要稳，要反复进行。此项运动的作用主要是增强桡侧肌、尺侧肌，腕屈肌、腕伸肌的力量。

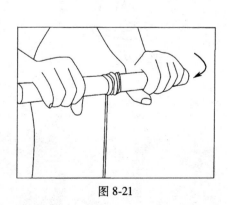

图 8-21

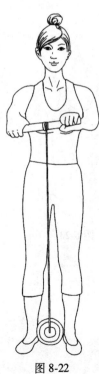

图 8-22

此项运动是增加手腕力量最好的方法之一，特别是对前臂前侧肌群的锻炼非常好，可提高抓握能力，经常练习可使腕关节粗壮坚固。

【第十节】拉臂运动。此项运动的作用是把腕关节周围韧带拉长及关节腔拉开，以松解局部粘连。

<步骤一>　屈膝站位，两腿并拢，两腿皮肤相互接触，两膝用力夹住患侧手，手腕放松（图8-23）。

<步骤二>　上体缓慢地用力抬起，不要使患侧手滑脱，并稍停顿一会儿（图8-24）。

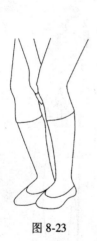

图 8-23

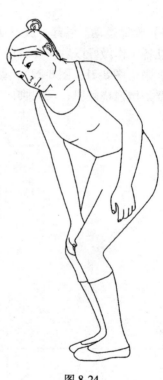

图 8-24

【第十一节】拧毛巾运动。此项运动是为了增强腕关节的力量而设计的。

双手一反一正握紧毛巾用力拧紧，并稍停一会儿，然后放松，再向相反方向拧紧毛巾（图8-25）。正反两方向重复做4~5次。

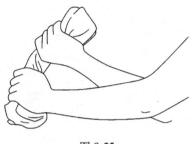

图 8-25

【第十二节】自我握手运动。

两手交叉握紧。做相互扳、顶、捏、握、掰、旋绕等动作5~10秒，然后两手分开（图8-26）。向各个方向反复进行。此项运动对提高抓握能力、放松紧张的关节、缓解手疲劳有好处，它的作用是增强腕力。

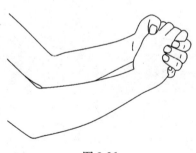

图 8-26

【第十三节】手腕过伸运动。缓慢重复做 10~15 次。

患侧手向前推，健侧手拉住患侧手的指腹，用力向后扳，使手腕充分伸展，并稍停顿一会儿（图 8-27）。此项运动的作用是拉长腕关节掌侧面韧带。

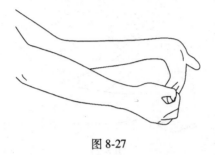

图 8-27

【第十四节】手腕过屈运动。

健侧手用力推患侧手的手背，使手腕过屈，并稍停顿一会儿。缓慢重复做 1~3 分钟（图 8-28）。

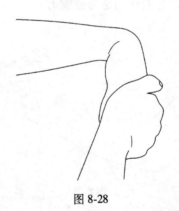

图 8-28

此项运动作用是拉长腕关节背侧面韧带。放松前臂伸肌的动作，可缓解手腕背部的疼痛，特别是长期使用电脑键盘造成手腕疲劳而产生的疼痛，可多做这项运动。

【第十五节】手侧背屈运动。

健侧手握住患侧手的四指（大拇指除外），患侧手的掌根向前推，健侧手向后拉，并稍停顿一会儿（图 8-29）。此项运动是针对小指侧肌肉群疲劳和腕关节僵硬而设计的，有消除肌肉紧张的作用。

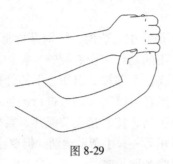

图 8-29

【第十六节】砸手腕运动。

<步骤一> 患侧手放在桌面上，手背朝上（图 8-30）。

<步骤二> 健侧手握拳，轻砸患侧手的腕部（骨折时勿做）（图 8-31）。

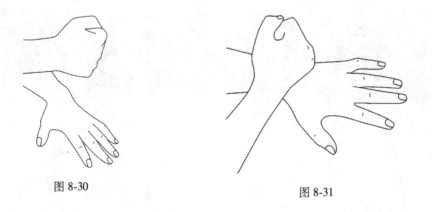

图 8-30

图 8-31

此项运动是对腕关节的放松活动。利用拳砸腕部造成的冲击力，使腕关节囊瞬间扩张，使骨与骨之间的间隙加大，韧带拉长。

九、掌指关节训练操

　　手部的肌肉很多，且都是短小的肌肉，特别是拇指和小指部位的肌肉最多。其功能是使手指进行运动。手的动作主要有握物、捏物，张开与收拢手指。本套训练操适用于掌指关节扭挫伤、手部神经损伤、手部骨折后期的功能康复等的治疗。此操简单，运动量小，患者可以随时随地进行锻炼。病情较重，掌指关节僵硬时，要先搓搓手掌，按摩手指，使掌指关节温热、柔软些后再做此操。如果一只手关节僵硬较严重，可以用另一只手帮助运动，但要注意不要用力过大、过猛，以免损伤关节。此操每天早晚各做一遍。

【第一节】本节动作反复交叉做 20 次。

<步骤一>　将左手五指张开，然后手指稍用力向掌心弯曲，攥成拳头（图9-1）。

<步骤二>　把手指张开到最大程度（图9-2）。

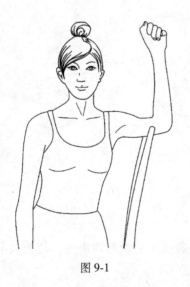

图 9-1

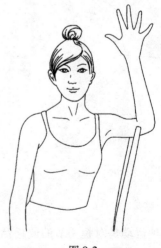

图 9-2

<步骤三>　将右手五指张开，然后手指稍用力向掌心弯曲，攥成拳头。

<步骤四>　把手指张开到最大程度。

【第二节】本节动作反复交叉做 20 次。

<步骤一> 右手五指伸直,左手握住右手除拇指以外的四指,稍用力向掌心弯曲到底。同时右手大拇指也向掌心弯曲(图 9-3)。

<步骤二> 左手再将右手手指扳开到最大程度,同时右手大拇指也张开(图 9-4)。

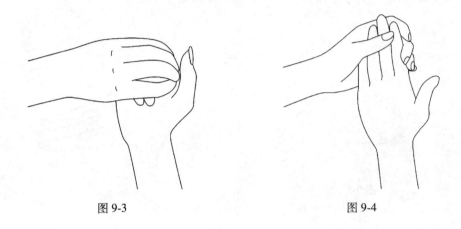

图 9-3   图 9-4

<步骤三> 左手五指伸直,右手握住左手除拇指以外的四指,稍用力向掌心弯曲到底。同时左手大拇指也向掌心弯曲。

<步骤四> 将左手指扳开到最大程度,同时左手大拇指也张开。

【第三节】本节动作反复交叉做 20 次。

<步骤一>　将左手平放在桌上，让手指往大拇指的方向用力挪动到最大限度（图 9-5）。

<步骤二>　将左手手指往拇指反方向拉开到最大程度（图 9-6）。

<步骤三>　将右手平放在桌上，让手指往大拇指的方向用力挪动到最大限度。

<步骤四>　将右手手指往拇指反方向拉开到最大程度。

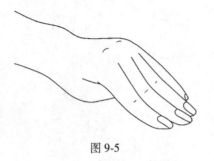

图 9-5

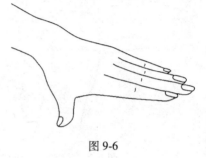

图 9-6

【**第四节**】本节动作反复交叉做 20 次。

<步骤一> 左手五指张开（图 9-7）。

<步骤二> 由小指起手指逐个向掌心弯曲（图 9-8，图 9-9）。

<步骤三> 左手手指再由拇指起逐个张开（图 9-10）。

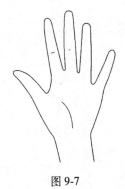

图 9-7

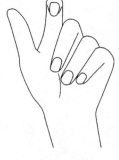

图 9-8

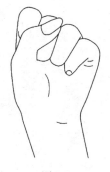

图 9-9

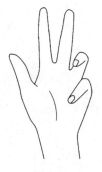

图 9-10

<步骤四> 右手五指张开。

<步骤五> 由小指起手指逐个向掌心弯曲。

<步骤六> 右手手指再由拇指起逐个张开。

【第五节】本节动作反复交叉做 20 次。

<步骤一>　左手五指张开，然后手指前两个关节向内弯曲到底（图 9-11）。

<步骤二>　左手手指张开到最大限度（图 9-2）。

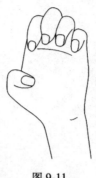

图 9-11

<步骤三>　右手五指张开，然后手指前两个关节向内弯曲到底。

<步骤四>　右手手指张开到最大限度。

【第六节】捏球运动。两手正反握捏球 20~30 次。

练习方法有两个，一是用指尖捏（掐）球（图 9-12），二是用指腹捏球（图 9-13）。做动作时宜缓慢握紧，并稍停顿一会儿，然后再做缓慢松开动作。

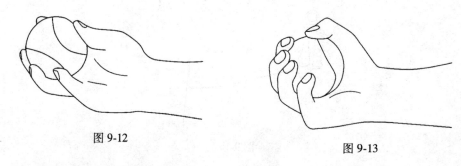

图 9-12

图 9-13

【第七节】捏橡皮圈运动。

橡皮圈置于掌心，然后缓慢握紧橡皮圈（图 9-14）。做动作时宜缓慢握紧，并稍停顿一会儿，然后再做缓慢松开动作。

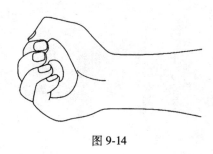

图 9-14

此项运动能增强手的抓握力，对手掌肌的萎缩、手指强直、手部手术后的恢复有帮助，特别是在前臂骨折经过固定后的恢复期，及时做此项运动，能促进骨折愈合，防止肌肉萎缩。

【第八节】握力器运动。

手持握力器，缓慢握紧握力器（图9-15）。

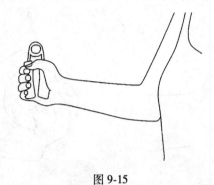

图 9-15

此项运动与捏橡皮圈运动相同，只不过所需要的力量比捏橡皮圈的要大，锻炼价值更高，适用于骨折已拆除固定物后的康复期运动。

【第九节】指卧撑运动。

<步骤一> 俯卧位，两臂伸直，双手与肩同宽或稍宽些。手心空虚，五指分开，用指尖撑地（图 9-16）。

<步骤二> 两脚并拢或稍分开，做屈臂向下，然后身体撑起的动作（图 9-17）。

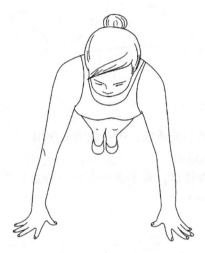

图 9-16

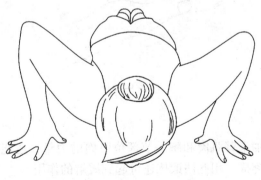

图 9-17

做此项运动需要有训练基础，可先从站位斜体推墙开始练习，再逐步过渡到俯卧撑起。此项运动不限次数，患者应量力而行。此项运动能增强掌指间的肌肉、肱三头肌和胸大肌的力量。

【第十节】健身球运动。

一手托两球，通过五指的运动使两球在手里互绕旋转（图 9-18）。两手交替做。

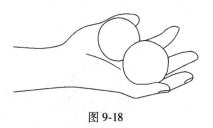

图 9-18

此项运动能增强手指的灵活性，还有健脑的作用。

【第十一节】旋转球运动。

双手手掌相对合，夹住球，双手缓慢而有力地旋转搓球，使球对整个手掌进行挤压按摩刺激（图 9-19）。

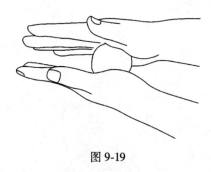

图 9-19

此项运动能增加上臂肌肉和腕关节部位肌肉的力量，还能对掌指间肌肉起按摩作用。如果掌心疼痛，用此法锻炼还可起到缓解的作用。

【第十二节】勾拉手指运动。

双手每个手指逐一用力勾拉一遍（图9-20）。

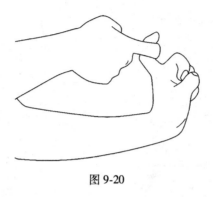

图 9-20

此项运动能增强掌指间短小肌肉的力量，同时还对指间关节有伸展、牵拉作用。

【第十三节】扳手指运动。

双手每个手指逐一扳一遍（图9-21）。

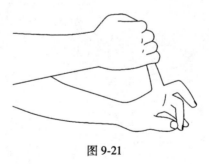

图 9-21

此项运动能充分放松掌指间小肌肉群及韧带。

【第十四节】手指交叉运动。

两手手指交叉做向前翻推运动和绕环运动（图 9-22，图 9-23）。

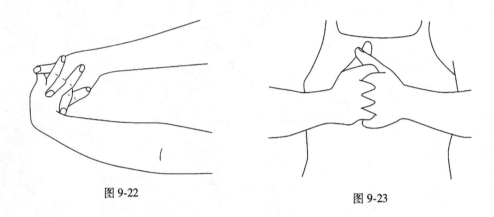

图 9-22   图 9-23

此项运动能充分拉长手掌、前臂内侧肌肉和韧带，防止肌肉挛缩、关节内粘连和关节僵硬。

【第十五节】十指对撑运动。本运动持续做 30 次。

手指张开，掌心相对，掌心空虚，两手十指相互对撑，做一撑一松动作（图9-24）。

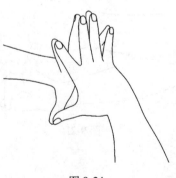

图 9-24

此项运动能增强掌指内侧肌肉和韧带的弹性以及肌腱的张力，对消除长时间手工劳动（如抓握）后的疲劳有作用。

【第十六节】指撑橡皮筋运动。

<步骤一>　损伤部位与临近的手指一起用橡皮筋套住，合拢（图9-25）。

<步骤二>　用被橡皮筋套住的手指做撑开、合拢动作（图9-26）。

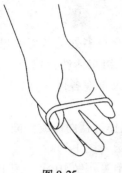

图 9-25

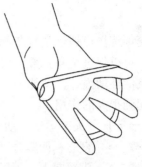

图 9-26

此项运动通过手指撑开对抗橡皮筋弹力的抗阻练习，可增强手背、手掌及指间肌群的力量。手部肌腱损伤、手部韧带粘连、掌指关节伸直困难者，可采用此方法练习。此项运动要求动作缓慢，撑开时稍停顿一会儿，保持撑开状态，直至疲劳为止。

十、全身关节训练操

本套训练操可锻炼全身各部位关节，适合患有全身多处关节炎的患者。坚持做此操，可以促进全身各部位关节的血液循环和提高组织活性，减轻关节的疼痛，使关节灵活性增强，活动能力和范围增加。此操每天早晚各做一遍，对锻炼全身关节可起到很大的作用。

【第一节】颈关节运动。动作要轻柔，避免因动作过猛而造成头晕、头痛。

<步骤一>　直立，两脚分开与肩同宽，双手叉腰（图1-1）。

<步骤二>　头部向下，下巴尽量靠近前胸，再抬头，做10次（图10-1）。

<步骤三>　头向后仰，尽量向后靠，再抬头，做10次。

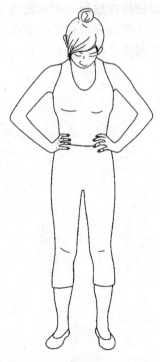

图 10-1

<步骤四>　向左摆头 10 次（图 10-2）。

<步骤五>　向右摆头 10 次。

<步骤六>　顺时针转头 10 次（图 10-3）。

<步骤七>　逆时针转头 10 次。

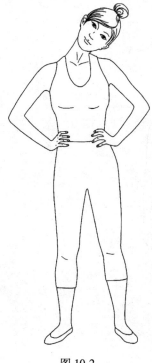

图 10-2

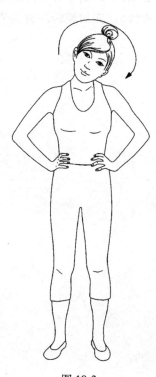

图 10-3

【第二节】肩关节运动。

<步骤一> 直立，两脚分开与肩同宽，弯曲右臂，向前旋转右肩关节 10 次（图 10-4）。

<步骤二> 向后旋转右肩关节 10 次。

<步骤三> 弯曲左臂，向前旋转左肩关节 10 次。

<步骤四> 向后旋转左肩关节 10 次。

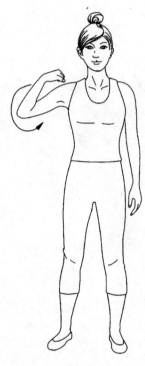

图 10-4

【第三节】腰关节运动。注意动作要轻、稳、缓，避免因动作过猛、幅度过大而损伤腰部。

<步骤一>　直立，两脚分开与肩同宽，双手叉腰（图 1-1）。

<步骤二>　向右转动腰部 10 次（图 10-5）。

<步骤三>　向左转动腰部 10 次。

<步骤四>　向前弯腰再直起 10 次（图 10-6）。

<步骤五>　向后展腰再直起 10 次。

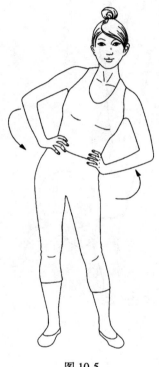

图 10-5

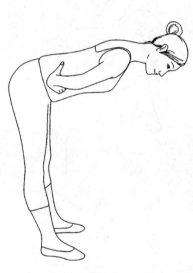

图 10-6

【第四节】髋关节运动。

<步骤一> 站立，右手扶物体，以髋为轴向前转动左腿 10 次（图 10-7）。

<步骤二> 向后转动左腿 10 次（图 10-8）。

<步骤三> 以髋为轴向前转动右腿 10 次。

<步骤四> 向后转动右腿 10 次。

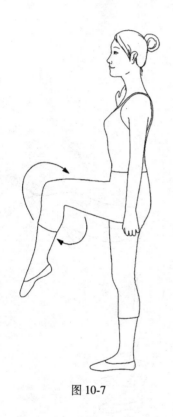

图 10-7

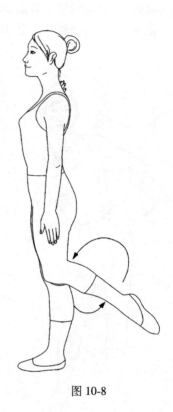

图 10-8

【第五节】膝关节运动。

<步骤一> 站立，双膝并拢，双手扶住双膝，半蹲（图 10-9），向左旋转膝关节 15 次（图 10-10）。

<步骤二> 向右旋转膝关节 15 次。

<步骤三> 再向左旋转膝关节 15 次。

<步骤四> 再向右旋转膝关节 15 次。

<步骤五> 再做半蹲下直起动作 15 次（图 10-11，图 10-12）。

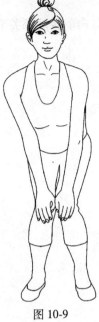

图 10-9

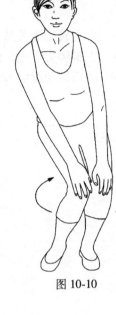

图 10-10

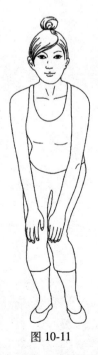

图 10-11

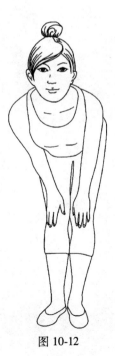

图 10-12

【第六节】踝关节运动。

<步骤一> 站立，用右手扶物体，左脚脚尖点地，向前转动踝关节15次（图10-13）。

<步骤二> 向后转动踝关节15次。

<步骤三> 右脚脚尖点地，向前转动踝关节15次。

<步骤四> 向后转动踝关节15次。

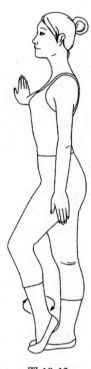

图 10-13

【第七节】肘关节运动。本节动作反复做 20 次。

<步骤一>　站立，两脚分开同肩宽，双手垂于体侧（图 10-14）。

<步骤二>　双肘关节向内弯曲，前臂与上臂贴在一起，双拳贴在胸部（图 10-15）。

<步骤三>　恢复原状。

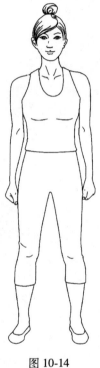

图 10-14

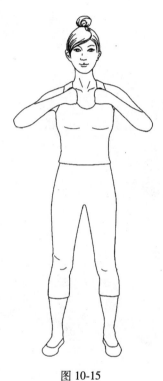

图 10-15